KB266946

소중한 당신께 드립니다

_______________님의

빠른 쾌유를 기원합니다

_______________드림

일본의사가
증언하는
암 치유방법

일본의사가 증언하는 암 치유방법

올바른 정보를 여러 의사로부터 바로 듣고
치료방법은 스스로 결정하는 것
그것이 암과 싸우는 첫 걸음이 될 것이다

이시다 요시타카(石田義隆) | 백혜린 역

CANCER HEALING

지식공감

| 차 례 |

01　암의 이해 🌿

02　암 치료에서 느끼는 현대의학의 한계 🌿

07 암과 싸워 이겼다 🍃

08 불치의 암치유법 🍃

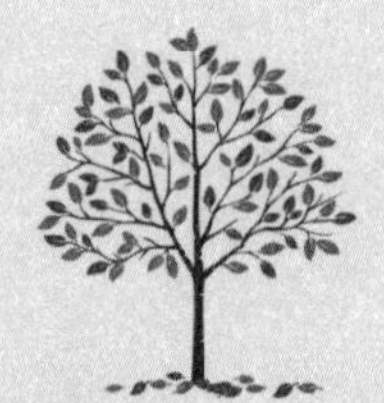

01

암의 이해

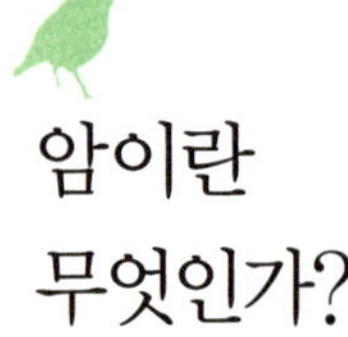

암이란
무엇인가?

　암으로 목숨을 잃는 사람이 점점 증가하고 있다. 암 치료법은 물론 관련 정보가 흘러넘치는데도 불구하고 사망자 수는 좀처럼 줄지 않고 있다. 국립암센터에 따르면 2009년 19만 명이었던 암환자 수는 2012년 현재 4만 명이 증가한 23만 명에 달하며 사상 최대치를 기록할 것으로 예상된다고 한다.

　암은 인종이나 성별, 생활습관 등에 따라 우리 몸 어느 곳에서든 발생할 수 있다. 2008년 기준 한국인에게 가장 많이 나타나는 암은 위암이며 갑상선암, 대장암, 폐암, 간암, 유방암, 전립선암, 담낭 및 기타 담도암, 췌장암, 자궁경부암이 그 뒤를 이었다. 남자의 경우 위암이 가장 많았고, 다음으로 대장암과 폐암, 간암 등이 많았다. 여자는 갑상선암, 유방암, 위암, 대장암, 폐암 순으로 발병률이 높았다.

　다만 최근에는 서구화된 식생활로 위암보다 대장암 발병 사례가 급증하고, 특히 여성에서 현저하게 나타나고 있다. 육류 위주의 식습관이 대장암 등 여러 암을 유발하는 원인이 되고 있어 의사들은 채식 위주의 식사와 적절한 운동, 금연을 권유하지만 이것을 지킨다고 해서 암을 완전히 예방할 수 있는 것은 아니다.

　암은 쉽게 말해 악성종양을 형성하는 병이라고 할 수 있다. 우리 몸을 구성하는 가장 작은 단위인 세포는 원래 세포 내 조절기능에 의해 성장하고 죽음으로써 세포 수의 균형을 유지한다. 만약 이 세포가 손상되면 치료를 통해 회복되거나 회복이 안 될 경우 죽어 사라진다. 그러나 여러 가지 원인으로 세포 자체의 조절 기능에 문제가 생기면 세포가 과다 증식하게 되며, 때로는 주위의 장기에 침입하여 종괴(덩어리)를 형성해 기존의 구조를 파괴하는데 이러한 상태를 암(cancer)이라고 한다. 이렇게 암은 세포의 과다 증식으로 일반 세포와 장기를 파괴하기 때문에 그 공포가 더해지고 있는 것이다.

　보통 종양이라고 하면 우리 몸속에서 신체 조직의 자율적 과잉 성장에 의해 비정상적으로 자라난 덩어리라고 볼 수 있으며, 우리가 잘 알고 있는 양성종양과 악성종양으로 구분할 수 있다. 양성종양은 성장속도가 느리고 다른 곳으로 전이되지 않기 때문에 일반적으로 생명에 큰 영향을 미치는 경우가 그다지 없다. 그러나 악성종양은 주위 조직에 퍼져나가면서 빠른 성장을 보이고 체내 여러 부위로 전이되어 생명에 위협을 가할 수 있기 때문에 악성종양과 암은 같은 의미로 생각할 수 있다.

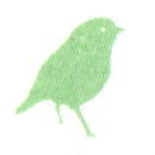

암에 걸리면
나타나는 일반적
증세

우리는 암환자들로부터 "내가 암에 걸릴 줄은 꿈에도 몰랐다", "암 증상이 전혀 나타나지 않았다"는 말을 자주 듣는다. 사실 암 초기 단계에서는 특별한 증상이 없는 경우가 많은데다가 증상도 특이한 부분이 없어 다른 병과 구분하는 것이 어렵다. 따라서 환자들이 암을 조기에 발견하는 것은 쉬운 일이 아니다.

암 증상은 암의 종류와 크기, 위치에 따라 다르며 만약 암이 다른 부위로 전이되면 증상은 더욱 다양하게 나타날 수 있다. 암에 따른 증상은 암 조직 자체의 영향과 암이 커지면서 주위의 장기와 구조물에 영향을 줄 때 다양한 증상이 나타난다. 예를 들어 좁은 공간에 있고 주위에 복잡한 기관이 많은 뇌하수체에 암이 발생할 경우에는 증상과 징후가 빨리 나타나지만, 췌장처럼 넓은 복강에 있고 주위에 복잡한 장기나 기관이 없는 곳에서 발생하는 경우에는 상당한 크기로 자랄 때까지 특별한 증상을 찾아보기가 힘들다. 다만, 암이 피부 가까이에서 자란다면 덩어리로 만져지는 경우도 있다.

대부분 암의 공통적인 증상으로는 체중 감소, 발열, 피로, 전신 쇠약 등이 있다. 이는 암세포에서 만들어진 물질들이 혈관을 통해 전신으로 퍼져 신체대사에 영향을 주기 때문이다. 암 종류별로 보면 위암은 식욕감퇴와 소화불량, 대장암은 대변 습관 변화에 따른 설사와 변비가 교차 발생하는 증상, 폐암은 지속적인 기침과 이유 없는 혈담이 나오는 증상, 후두암은 성대의 변성과 목이 쉬는 증상, 식도암은 음식물을 삼키기 힘들어지는 증상, 유방암은 유방에 무통성인 응어리 및 유두출혈이 발생하는 증상이 나타나므로 이 경우에는 반드시 병원을 찾아 암 검사를 받아야 한다.

또한 암 초기에는 통증이 심하지 않으나 말기에 이를수록 심한 통증을 수반한다. 암 말기에는 체중의 심한 감소, 피하지방의 소실, 복수 등 영양상태의 악화와 전신쇠약 상태에 이르게 된다. 원발병소 및 전이암 부위에 따라 심부전, 폐부전, 간부전, 뇌부전 및 심한 빈혈 등을 보일 수도 있다.

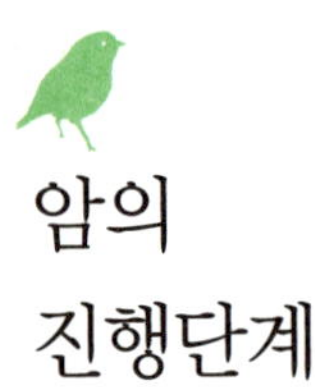

암의
진행단계

만약 암에 걸렸다면 암이 얼마나 진행되었는지를 서둘러 검사하는 것이 중요하다. 암세포가 얼마나 주위로 퍼졌는지에 따라 치료방법이 결정되기 때문이다. 암은 원발장기에서 생겨 혈관과 림프절을 따라 퍼지기 때문에, 이 원발장기 주위의 림프절을 조직검사해 얼마나 퍼졌는지를 알 수 있다.

보통 병원에서는 암 진행단계에 대해 주로 1기, 2기, 3기, 4기 혹은 조기암, 진행암, 말기암이라는 분류법을 사용하고 있다. 이 두 가지 분류법은 크게 다르지 않다. 조기암은 1기와 같은 것으로 원발장기에만 암 조직이 있으며 림프절이나 다른 장기로 퍼지지 않아 수술 등의 치료 후에 완치되기도 한다. 진행암은 2기, 3기, 4기에 해당되는 것으로 다양한 암 치료법을 통해 암의 진행을 막고 정지시킬 수 있는 단계이다. 그러나 말기암은 치료가 효과를 발휘하지 못하고 암이 계속 진행되고 악화되는 것을 의미한다.

이렇게 암의 진행단계를 구분하게 하는 것은 TNM법이다. T는 종양을 의미하는 Tumor로 원발장기에서 원발종양의 크기와 침윤 정도를, N은 림프절을 의미하는 Node로 원발종양에서 주위 림프절로 얼마나 퍼졌는지를, M은 전이를 의미하는 Metastasis로 몸의 다른 장기로 암이 퍼졌는지를 나타낸다. 물론 TNM법은 암의 진행단계를 표시하는 일반적인 방법으로, 암의 종류에 따라 각기 다른 분류법을 사용하기도 한다.

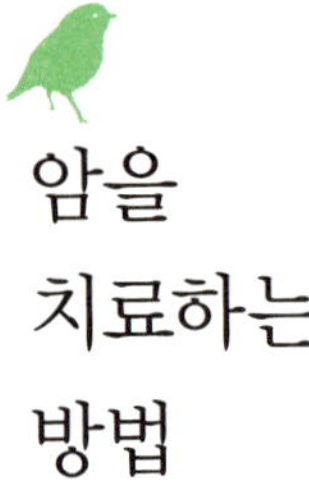

암을
치료하는
방법

암으로 인한 몸의 손상을 회복해 암환자를 치유하고, 만일 치유가 힘든 경우 더 이상의 암 진행을 막아 수명을 연장할 수 있게 하는 암 치료는 크게 2가지로 나눌 수 있다. 적극적 암 치료와 완화의료가 그것으로, 경우에 따라 한 가지 방법만 사용하기도 하지만 치료 효과를 높이고 부작용을 줄이기 위해 다양한 방법을 병용하는 경우도 많다.

1. 적극적인 암 치료

여기서 말하는 적극적인 암 치료란 암 덩어리를 직접 없애거나 줄이고 암세포를 죽이는 치료를 말한다. 수술 치료, 항암화학요법,

방사선 치료가 대표적이며, 이외에도 국소치료법, 호르몬요법, 광역학치료법, 레이저치료법, 면역요법, 유전자요법까지 그 종류는 다양하다. 또한 색전술, 면역치료, 동위원소치료 등도 있다. 여기서는 일반적으로 행해지고 있는 수술, 항암화학요법, 방사선 치료에 대해 자세히 알아보고자 한다.

■ 수술치료

수술은 그 목적에 따라 진단적 수술, 근치적 수술, 예방적 수술, 완화적 수술의 네 종류로 나눌 수 있다.

진단적 수술은 종양의 분류와 유형을 파악해 확진하는 데 활용된다. 근치적 수술은 초기 단계의 암 치료에 효과적인데, 일반적으로는 종양을 둘러싼 림프절과 원발병소 모두를 제거하는 방법이다. 수술 범위에 따라 크기가 작은 초기암이라면 암과 주위조직 일부를 제거하는 보존수술을 할 수 있지만, 암의 크기가 크거나 침윤정도가 깊은 경우에는 광범위한 부분을 절제하게 된다. 또한 예방적 수술은 전암성 병변으로 알려진 일부 폴립 등을 치료하지 않고 두었다가 암으로 진전되는 경우가 있는데, 이 경우 해롭지 않은 전암 상태의 병변을 제거하는 것이다. 마지막으로 완화적 수술이란 종양의 크기를 줄여 종양의 성장을 늦춤으로써 암의 증상을 완화하기 위한 것이다.

얼핏 보면 수술치료는 암 치료에 있어 완벽해 보이지만 여기에는 여러 가지 부작용이 따른다. 부작용은 발현 시기에 따라 급성과 만성으로 나눌 수 있는데, 급성은 수술 직후에 일어나는 합병증으로 출혈, 장폐색, 혈관손상, 요관손상, 직장파열, 폐렴, 폐색전증 등이 있고, 만성 합병증으로는 장기 기능장애를 들 수 있다. 이와 같은 합병증이 발생하는 원인은 암을 완전히 절제하기 위해 장기적출 및 광범위한 주변조직, 림프절절제술을 동시에 시행하기 때문으로, 수술치료도 환자의 몸 상태 등을 고려해 선택할 필요가 있다.

■ 항암화학요법

항암화학요법이란 약물, 즉 항암제를 사용함으로써 암을 치료하는 것이다. 그리고 암의 종류나 진행 정도에 따라 그 목적이 달라진다. 첫 번째 항암화학요법의 목적은 암세포를 파괴해 다시는 재발하지 못하게 하는 암 치료와, 두 번째는 완치가 힘든 경우 암의 성장이나 암세포가 퍼지는 것을 막아 생명을 연장하는 암 조절을 위한 것이 있다. 세 번째는 암이 상당히 진행된 경우 암에 의해 여러 가지 증상이 발생하는데 항암화학요법을 통해 암의 크기를 줄이고 증상을 완화하려는 목적이 있다.

이와 같은 목적을 위해 항암화학요법은 단독으로 사용되기도 하지만, 항암 효과를 더욱 증진시키기 위해 2개 이상의 항암제를 병용해 사용하는 복합 화학요법도 있다. 복합 화학요법은 제한된 독성 범위 내에서 암세포를 최대한 제거할 수 있고, 새로운 약제 내성 세포균을 억제하거나 지연할 수 있다. 그러나 항암화학요법을 받는 암환자의 약 70~80%가 오심과 구토를 경험하는 등 부작용도 만만치 않다. 이외에 탈모, 피부 및 손톱의 변색, 점막염, 신경계 부작용, 감염, 빈혈, 출혈, 신장과 방광 부작용, 생식기능의 부작용 등도 발생할 수 있다.

항암화학요법에서 부작용이 나오는 것은 대부분의 항암제가 빠르게 성장하는 세포를 죽이기 때문이다. 암세포가 빨리 증식하고 분열하기 때문에 항암제도 빠른 성장을 보이는 세포를 죽이는 것인데, 일부 정상세포 중에서도 빠르게 증식하는 세포가 있어 이를 오인해 정상세포마저 죽이게 되는 것이다.

환자들은 이러한 부작용이 없으면 약이 제대로 작용하지 않고, 부작용이 나오면 항암제가 제대로 작용하고 있다고 생각하는 경우가 있다. 그러나 이것은 틀린 생각이며 부작용의 유무와 치료 효과는 별개의 문제임을 알아 둘 필요가 있다. 항암제의 종류에 따라 생기는 부작용 종류도 다르고 같은 항암제라도 환자에 따라 그 정도가 다르게 나타날 수 있기 때문이다.

항암화학요법이 끝나면 대부분의 정상 세포가 회복되기 때문에 이러한 부작용도 함께 사라진다. 물론 회복 시기에는 항암제의 종류와 환자에 따라 차이가 날 수도 있다. 또 일반적으로 항암화학요법의 횟수가 증가할수록 부작용도 함께 증가하는 경향이 있다. 효과를 극대화하기 위해서는 일정 수준의 부작용은 피할 수 없겠지만, 효과보다 부작용이 더 크다면 반드시 의사와 상의해 이를 조절할 필요가 있다.

■ 방사선 치료

방사선 치료는 간단히 말하자면 방사선으로 덩어리에 충격을 가해 암세포를 죽이는 치료법이다. 방사선을 세포에 조사하면 DNA

와 세포막에 직접 혹은 간접적으로 작용해 세포를 죽이지만, 방사선에 닿은 세포는 대부분 그 이후 세포 분열 시 죽게 되고 일부 세포는 노화되어 정상적으로 죽게 된다.

방사선에 닿게 되면 정상 조직과 암 조직에서 모두 장애를 일으키게 되는데, 정상 조직의 경우 일정 시간이 지나면 장애에서 회복되지만 종양 조직은 충분한 회복이 힘들다. 그래서 하루 적정량의 장기간 분할 치료를 하면 정상 조직의 방사선 장애를 최소한으로 줄이고 종양 조직의 파괴를 높여 치료의 효과를 높일 수 있다.

이러한 방사선 치료로 암의 완치도 기대할 수 있다. 이것을 일반적으로 근치적 방사선 치료라고 하는데, 이러한 경우에는 장기간의 치료가 요구된다. 종양이 비교적 작고 전이가 없거나, 혹은 전이되었어도 원발병소에 인접해 있을 때에는 근치적 방사선 치료가 효과를 발휘할 수 있다. 그리고 해부학적 위치 등의 이유로 수술요법을 통한 종양의 완전 절제가 불가능하거나 전이가 의심스러울 때에는 수술 후 방사선 치료를 하기도 한다.

또한 암 발견 당시 암이 꽤 진행된 상태이거나 원격 전이를 동반해 암 완치의 가능성이 없는 경우에는 완화적 방사선 치료를 사용할 수 있다. 완화적 방사선 치료는 병리적 골절이나 뇌, 척추, 상대정맥 등 주요기관에서 나타나는 압박, 혈관 폐쇄와 같은 증상을 예방하거나 완화할 수 있다. 완화적 치료는 암의 종류나 환자에 따라 차이가 있지만, 환자의 약 70~80% 정도가 증상 완화의 효과를 느낀다고 한다.

다만, 방사선 치료에서도 부작용은 나타난다. 특히 방사선 치료

중에는 일반적으로 소모하는 에너지보다 많은 에너지를 소모하기 때문에 대부분의 환자들이 피로감을 느끼게 된다. 피로는 방사선 치료 초기에 나타날 수 있으나, 충분한 휴식을 취하면 대부분 회복된다. 그리고 치료가 계속되면서 만성 피로가 나타나기도 하는데 이것은 암으로 인한 통증, 우울증, 식욕부진, 빈혈, 감염, 호흡곤란 등에 따른 것으로 치료 이후 서서히 사라지게 된다. 또 방사선이 조사된 부분의 피부가 붉어짐, 가려움증, 벗겨짐, 건조 등의 증상이 나타날 수 있다. 특히 피부 반응은 방사선 조사량이 많을수록 심해지는데 가슴 아래, 회음부, 서혜부 처럼 피부가 접히는 부위는 다른 부위보다 따뜻하고 습해 방사선에 더욱 민감하므로 주위가 필요하다.

이외에도 조사 부위에 따라 다양한 부작용이 나타난다. 뇌에 방사선을 조사하면 뇌부종, 탈모, 졸음, 호르몬 분비 이상, 조혈기능 억제 등이 발생할 수 있고, 두경부에서는 구강 장애, 충치가 생기는 치아 우식증이 발생할 수 있다. 또 흉부에 조사하면 식도염, 기침, 방사선 폐렴, 복부에 조사하면 구토, 위염, 복부 경련, 설사, 골반에 조사하면 설사, 방광염, 생식기 장애 등이 발생할 가능성이 있으니 의사와 충분한 상담을 할 필요가 있다.

2. 완화의료

완화의료는 적극적인 치료와는 달리 환자들의 증상을 조절하는 것이 목적인 치료를 의미한다. 통증치료, 피로치료, 재활치료, 호스피스 완화의료 등으로 대표되는 완화의료는 암의 완치가 목적이 아니기 때문에, 암에 대한 치료 효과를 높이고 환자의 삶의 질 향상을 위해서 암 치료와 완화의료가 함께 진행될 필요가 있다.

암 치료법을 선택할 때에는 환자에게 '이득'이 되는 것과 '손해'가 되는 점을 종합적으로 고려해 선택하는 것이 바람직하다. 그러나 실제로는 부작용이 있음에도 불구하고 치료를 통해 얻는 '이득'이 '손해'보다 크기 때문에 치료를 권장하는 사례가 많다. 물론 부작용 때문에 암 치료를 포기하는 것은 어리석은 일이다.

대부분의 부작용은 조절이 가능하기 때문에 부작용에 대해 미리 숙지하고 의사와 상의하는 것이 좋다. 그러나 만약 암 말기에 가까워지면서 치료로 얻는 '이득'이 '손해'보다 적어진다면 직접적인 치료보다는 완화의료에 기대어 보는 것도 환자에게 도움이 될 것이다. 완화의료를 통해 환자에게 편안함을 주는 것도 치료 못지않게 중요하기 때문이다.

3. 암 치료 선택 시 고려해야 할 점

암 치료는 진단과 진행 상태, 환자의 전반적인 건강 상태를 고려해 치료방법을 결정하게 된다. 또한 다른 일반 질환 치료에 비해 치료방법이 다양하고 복잡하며 부작용이 생길 가능성도 높기 때문에, 치료법의 내용과 장단점을 환자와 환자 가족이 충분히 이해할 필요가 있다.

최근에는 치료 효과를 극대화하고 부작용을 최소화해 환자의 삶의 질을 높일 수 있는 치료법에 대한 연구가 활발히 진행되고 있고, 특히 조기검진에 따른 조기발견율의 증가와 치료법 발전으로 암 치료 성공률도 높아지고 있다. 암환자들과 가족들이 이러한 점을 숙지하고 적극적으로 암 치료에 다가간다면 암 치료도 희망적일 것이다.

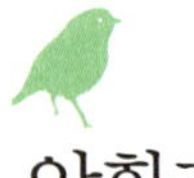

암환자의
심리 상태를
파악하는 것이 중요하다!

　누구라도 자신이 암에 걸렸다는 진단을 받는다면 매우 혼란스럽 거나 죽음이라는 공포에 사로잡히게 될 것이다. 그러나 이러한 반 응은 지극히 자연스러운 것으로, 스스로 치유하고자 하는 마음가 짐과 주위의 도움만 있다면 암에 걸렸다는 사실을 받아들이고 치 료를 위한 준비를 서서히 할 수 있게 된다. 필요한 경우 의사와 같 은 전문가를 통해 이러한 심리적 문제를 함께 해결할 수도 있다.

　암은 더 이상 두려워하거나 무서워할 필요가 없는 질병으로, 나 혼자가 아닌 많은 사람들이 겪고 있는 질환이라는 사실을 인식하 는 것이 중요하다. 때문에 암환자들은 주변에 자신에게 도움을 줄 수 있는 사람이 많다는 사실을 기억하고, 자신의 암 치료에 집중해 야 할 것이다.

그렇다고 해도 암환자들이 즐거운 기분으로만 있을 수 없는 것이 사실이다. 실제로 암환자들은 큰 정신적 스트레스를 느끼게 된다. 암환자들은 암의 진단부터 치료, 부작용 등의 각 단계에서 다양한 감정의 기복을 가지게 된다. 암을 처음 선고받고 치료받기 전까지는 고독감과 공포심을 느끼게 되지만, 치료 시에는 이러한 감정을 억누르게 되고 치료 말기에는 절대 포기하지 않겠다는 목표의식과 암의 재발에 대한 우려심을 동시에 가지기도 한다.

1. 암환자는 다양한 심리적 변화 단계를 겪게 된다

■ 제1기: 충격, 불안, 부정기

암을 선고받으면 대부분이 믿을 수 없다는 마음으로 부정을 통해 불안감을 해소하려는 충격적인 모습을 보인다. 불안은 원인을 모르기 때문에 나타나는 감정으로 두려움과는 다르다. 그러나 불안에 대한 정확한 진단은 불안의 원인이 되는 것을 밝혀 감소시킬 수 있기 때문에 아주 중요하다. 따라서 특정한 두려움을 분류해 대처하도록 하는 것이 효과적이다. 즉, 환자가 죽음을 알 수 없는 것으로 대면하는 것보다 죽음의 과정을 알고 대면할 수 있도록 주위의 도움이 필요하다는 것이다.

■ 제2기: 반응성 우울기

이 시기에는 "왜 하필이면 내가……"라는 분노와 "그래, 내 차례다"라고 자신을 애도하면서 불면증, 식욕상실, 의욕감퇴, 슬픔 등으로 일상생활이 붕괴된다. 우울이라고 하는 것은 죽음에 직면한 환자의 또 다른 정서적 반응으로, 즉각적인 상실을 인식하는 자연스러운 반응이다. 우울은 하나의 기전으로서 환자가 가진 모든 것을 잃게 되는 것을 준비하는 데 도움을 준다. 한마디로 자신의 슬픔을 스스로 표현하도록 격려하고 허용하는 태도로써 우울을 느끼는 환자를 도울 수 있다.

■ 제3기: 낙관기

이 시기는 담당의가 최고의 치료를 해줄 것이고 치료 결과도 좋을 것이라는 희망과 안도감 속에서 지금까지 비관적이었던 환자가 낙관적으로 변하는 시기이다. 또 만약 치료로 병세가 호전된다면 암과의 투쟁에서 환자 자신이 기선을 제압했다고 생각하는 낙관적인 입장을 고수하는 데 도움이 된다.

■ 제4기: 종교 및 철학에의 귀의기

어느 정도 시간이 지나고 앞의 1·2·3기를 거치면 환자는 자신의 상황을 받아들이거나 신과 하늘에 타협을 구하면서 종교적, 철학적으로 변화한다. 이때에는 종교에 귀의해 하늘과 신에 모두 맡긴다는 태도를 보이면서 인생관, 생활철학이 성숙하게 된다. 이러한 감정 변화와 스트레스는 일상생활에서 다양한 반응으로 나타나기도 하며, 암에 대한 치료 효과와 부작용의 정도에도 영향을 미치게 된다. 때문에 감정적 변화와 스트레스 관리는 암환자의 치료에 아주 중요한 부분이라고 할 수 있다.

만약 혼자서 스트레스를 극복하기 힘들거나 슬프고 우울한 기분이 지속된다면 전문가를 찾아가는 것이 바람직하다. 담당 의사를 찾아 자신의 감정적 상태에 대해 상담하고, 필요시에는 약물 처방을 받는 것도 좋다. 그렇다면 암환자들의 심리적 안정을 위한 방법에는 무엇이 있을까?

제일 먼저 자신의 병을 그대로 받아들이고 모르는 것에 대한 불안감을 갖지 않도록 하는 것이 중요하다. 또 치료 과정이라면 치료에 대해 확실히 알 수 있도록 일기를 쓰거나, 치료 후 하고 싶은 일들을 계획해 보는 것도 환자 정서에 도움이 될 수 있다. 무리가 되지 않는 수준에서의 적당한 운동도 좋다. 타인과의 접촉도 중요하다. 만약 주위에 암을 극복한 환자가 있다면 함께 이야기를 나눠보거나, 암환자가 아니더라도 그냥 자신의 이야기를 늘어놓는 것도 좋은 방법일 것이다.

암 수술 이후에도 긍정적인 마인드와 적극적인 태도는 필수적이라고 할 수 있다. 암에 대한 공포심보다는 암을 이긴다는 마음으로 가능한 한 그대로 일상생활을 스스로 하는 것이 암 치료에 도움이 될 수 있다. 또 의료진에 대한 신뢰감도 중요하다. 의료진은 자신의 상태를 가장 잘 알고 있기 때문이다. 이상 증상이 발생했을 때에는 담당 의료진을 방문해 상담해야 한다. 사람은 누구나 어려움에 처해 있으면 도와주거나 도움을 바란다. 암환자들은 이러한 점을 절대 부끄러워하지 않고 당당하게 손을 내밀어야 할 것이다.

만약 자신이 아니라 주위에 암환자가 있다면 어떻게 해야 할까? 이러한 경우에는 환자와 함께 갖는 시간이 중요하다. 환자의 이야기를 들어주면서 환자의 감정과 상태에 관심을 갖는 것이다. 특히 환자의 감정을 그대로 이해하고 받아들이려는 노력이 필요하다. 그리고 암은 전염되는 병이 아니므로 환자와 함께 하는 것에 거부감을 가질 필요도 없다. 내 가족, 친지, 친구 중에 암에 걸린 사람이 있다면 먼저 손을 내밀어 보는 것도 좋을 것이다.

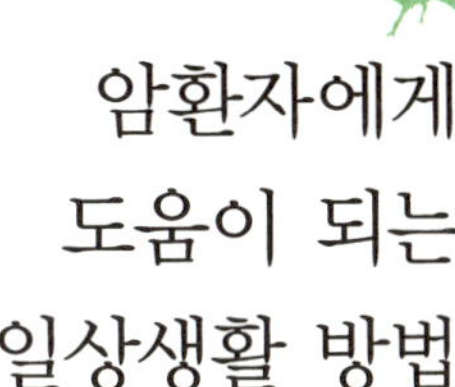

암환자에게
도움이 되는
일상생활 방법

암환자라고 해서 언제까지나 병상에만 누워있을 수는 없다. 적당한 운동과 일상생활을 병행하는 것이 환자의 몸과 심리적 상태를 모두 호전시킬 가능성이 있다. 여기서는 암환자가 어떠한 방식으로 일상생활을 해나가는 것이 좋은지를 알아보고자 한다.

1. 운동

가벼운 운동은 수술 후 회복에 많은 도움이 준다. 처음 한 달 정도는 아침, 저녁 30분에서 1시간씩 가볍게 걷는 것이 좋고, 그 다음에는 자전거, 수영, 등산, 골프 등으로 몸을 풀도록 한다. 그리고 3개월 이후부터는 본인이 이전에 하던 운동도 할 수 있다. 그러나 수술 이후 항암제나 방사선 치료 중인 경우에는 가벼운 산책 이외의 운동은 삼가는 편이 좋을 것이다.

2. 성생활

수술 후 체력이 회복된다면 부부간의 성생활도 정상적으로 되돌리는 것이 좋다. 암은 전염병이 아니기 때문에 가족 간 애정 표현이 늘어나면 정신적으로도 안정되고, 암을 극복하는 면역 능력도 더욱 강화할 수 있다. 수술 후 규칙적인 생활을 하고 금주, 금연을 포함하여 식생활에도 주의를 기울인다면 오히려 수술 전보다 더 건강하게 살 수도 있다. 가족과 부부간에 같이하는 시간도 늘고, 부부간의 관계도 더욱 좋아질 것이다.

3. 임신과 출산

젊은 여성이 만약 암에 걸렸다면 당연히 치료 후 출산에 대한 우려가 가장 클 것이다. 항암제를 사용하면 난자에 악영향을 주거나 생식 호르몬 분비에 영향을 주어 월경을 못하는 경우가 발생할 수 있기 때문이다. 치료 이후 월경이 정상적으로 이루어지면 임신이 가능하지만, 유방암 같은 경우 임신을 하게 되면 임신에 관련된 호르몬 분비가 암 성장에 영향을 미칠 수 있기 때문에 암이 완치되었다고 판단되면 임신하는 것이 좋겠다.

만약 암의 진행이 빨라 수술 이후 항암제치료나 방사선 치료를 계속 받아야 하거나 몸 상태가 좋지 않은 경우에는 수술 전 수정란 동결 보관, 정자 동결 보관 등의 방법도 있으니 다양한 방법을 고려해 볼 필요가 있다. 임신을 심각하게 고려하는 부부의 경우 수술 전 이러한 문제에 대해 미리 전문의와 상의하는 것이 가장 현명할 것이다.

4. 사회·직업 생활

암으로 잠시 접었던 사회·직업 생활도 치료 후 1개월 정도가 되면 일상생활부터 시작해 무리가 없는 경우 직장이나 평소 하던 일을 시작할 수 있다. 물론 활동량을 조절해 처음부터 무리하지 않도록 주의하고, 심한 육체적 활동을 요구하는 일이라면 3개월 이후 몸 상태를 보고 시작해도 좋을 것이다. 다만, 환자마다 상태가 다르기 때문에 사회로의 본격적 복귀시기에 대해서는 담당의와 의논한 후 시작하도록 해야 한다.

5. 건강관리

앞에서 거론했던 사회생활 등을 하기 위해서는 일상생활에서의 건강관리는 필수적이라고 할 수 있다. 암 치료 중에는 면역이 떨어지는 경우가 있기 때문에 손 씻기 등의 개인 위생 관리가 중요하고, 금연은 물론 담배 연기도 피하도록 노력해야 한다. 그리고 암 치료

중에는 입 안이 헐거나 구강 점막이 악화되는 경우가 있어 암 치료 전에 치과 치료를 받고 구강 관리를 지속적으로 해야 할 필요가 있다. 또한 고혈압과 당뇨 등의 만성 질환은 암 치료 시기를 늦추거나 부작용을 높이는 등 악영향이 우려되기 때문에 치료 후에도 고혈압이나 당뇨를 조절하는 것이 중요하다.

암 치료가 끝나더라도 2차 암 발생을 예방하고 다른 암에 대한 예방을 위해 주기적인 검진이 필요하다. 암의 진단, 병기, 치료, 검사 결과, 증상 등을 기록하는 습관을 들여 자신의 상태를 항상 파악할 필요가 있다.

6. 예방접종

암환자에게는 폐렴구균 예방접종과 가을마다 하는 독감 예방접종이 도움이 될 수 있다. 예방접종은 약독화 생백신이나 비활성화 백신을 인체에 주입해 면역력을 유도하거나 갖추게 하기 때문에 여러 가지 감염성 질환의 발생을 일차적으로 예방해 준다. 그러나 예방접종 백신에도 여러 가지 종류가 있으니 환자 상태에 따라 전문의와 상의를 통해 접종해야 할 것이다.

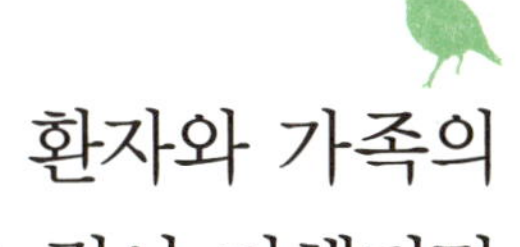

환자와 가족의
노력이 더해지면
암도 고칠 수 있다

암환자에게 있어 가족이란 가장 의지하고 기댈 수 있는 사람이다. 암환자들은 가족에게 매우 의존적이고 가족의 태도에 큰 영향을 받게 되므로 가족들의 대처가 암환자들의 회복에 직접적인 영향을 미칠 수 있다.

특히 말기암환자들이 가장 두려워하는 것은 병이 심화됨에 따라 가족이 자신을 포기하지 않을까 하는 것이다. 때문에 가족들은 환자가 끝까지 희망의 끈을 놓지 않고 용기를 낼 수 있도록 주위에서 지켜봐 줄 필요가 있다. 그렇다면 가족들은 환자 앞에서 어떠한 마음과 행동을 취해야 할까.

1. 위안과 감정 교류하기

암환자, 특히 말기암환자의 경우 소중한 것을 잃는 것, 가족에 짐이 되는 것을 두려워한다. 때문에 환자와 함께 이야기를 나누고 일상생활을 함께 하면서 환자를 평소처럼 대하는 것이 환자에게 위안이 된다. 또한 환자에게 두려움과 걱정을 표현하도록 분위기를 만들어 주고 그것을 들어줄 준비를 할 필요가 있다.

2. 현재 상태나 감정을 표현할 수 있도록 물어보기

가족 간의 대화가 항상 원활히 이루어지는 것은 아니다. 그러나 환자가 자신의 상태나 감정을 충분히 표현할 수 있도록 기다려주고 들어주는 것이 중요하다. 환자들은 침묵과 홀로 있는 것을 두려워한다. 환자는 치료와 그 과정에 있어 항상 누군가가 옆에서 간호해 주고 관심을 가져주기를 원하기 때문에 가족들은 옆에서 환자를 지원해 주어야 한다.

긍정적이고 수용하는 태도로 환자의 말을 들어만 주고, 그 말에 반응을 하지 않음으로써 환자가 계속 말할 수 있는 기회를 늘려준다. 이러한 '사려 깊은 침묵'은 자신과 상대방에게 생각을 정리할 시간을 주고 환자의 감정을 언어화하는 데에 도움을 준다. 즉, 말보다는 진지한 경청이야말로 환자에게 도움이 될 수 있다는 것이다. 환자는 자신의 말을 열심히 들어줄 사람이 있을 때 자신이 소중한 존재임을 자각함과 동시에 긴장을 해소할 수 있다.

3. 환자가 선택할 수 있게 하기

환자들은 인간적 품위와 통제능력의 상실에 대해 염려하기 때문에 가족들은 환자가 안심하고 자신의 의사를 표현할 수 있도록 해주어야 한다. 환자의 의견과 요구를 존중해 선택의 자유를 느낄 수 있도록 함으로써 환자의 안정에 도움을 주어야 할 것이다.

4. 가족 간 공평하게 간호하기

암이라고 하는 것은 환자뿐만 아니라 그 가족에게도 부담을 준다. 환자를 돌보면 가족 중 어느 하나가 간병을 위해 일을 그만두게 되면서 경제적으로 힘들어지는 경우도 많고, 다른 병에 걸려 힘들어하는 경우도 있다. "긴병에 효자 없다"는 말도 있듯이 간병기간이 길어지면 가족 간에 불화가 발생할 수도 있기 때문에 각자의 상황에 맞게 조절하여 간병 부담을 나누는 것이 좋다. 이러한 기회는 환자에게도 가족과 함께 애정을 나누고 일체감을 느낄 수 있는 좋은 기회가 될 것이다.

5. 늘 환자 곁에 있어주기

꼭 이야기를 한다고 해서 도움이 되는 것만은 아니다. 아무 말 없이 단지 함께 있는 것만으로도 환자에게는 큰 도움이 될 수 있다.

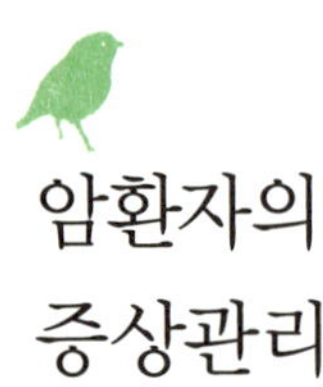

암환자의
증상관리

암환자들 대부분이 겪는 고통스러운 증상 중 하나가 바로 통증이다. 초기암환자나 항암 치료를 받고 있는 암환자의 약 30~50%, 진행성 암환자의 약 60~70%, 말기암환자의 약 80~90%가 극심한 통증에 괴로워한다고 한다. 안타까운 것은 암환자의 70~90%가 통증 관리 원칙에 따른 관리를 받으면 통증을 완화할 수 있음에도 불구하고 60~70%가 적절한 통증 관리를 받지 못하고 있다는 것이다. 이러한 통증은 환자들의 생활을 방해하고 나아가 그 가족들의 삶까지 위협하고 있다.

암환자들이 통증을 느끼는 이유는 암 자체에 의한 것이 65%로 가장 많다. 암이 발생하면서 뼈나 신경계에 침윤하거나 기타 장기를 누르게 되면 통증을 느끼게 되는 것이다. 또 수술이나 방사선 치료, 항암화학요법 등 암 치료와 관련된 통증이 25% 정도를 차지하고 있다. 일부 항암제는 말초신경을 손상시켜 신경병증성 통증을 유발할 수 있고, 방사선 치료도 피부 자극을 일으켜 통증을 일으킬 수 있다. 암이나 암 치료에 관계없이 통증이 발생하는 경우도 10%에 이른다. 이것은 두통이나 근육통, 다른 부위의 통증 등 누구에게나 발생할 수 있는 것을 의미한다.

암으로 인한 통증은 대부분 먹는 약으로도 조절할 수 있다. 마약성 진통제를 사용한다고 해도 암 치료에는 전혀 나쁜 영향을 주지 않고, 중독도 거의 없으며 부작용에 대한 걱정도 없기 때문에 마약성 진통제를 멀리하고 통증을 참을 필요는 없다.

암환자에게 있어 통증은 제5의 활력 징후라고 할 수 있다. 그러므로 통증에 대한 정기적인 평가가 필요하며, 심한 고통을 느끼는 환자에게는 신속하고 적절한 통증 관리가 이루어져야 한다. 환자가 어떠한 통증을 호소한다면 즉시 전문의와의 상담을 서두를 필요가 있다. 그렇다면 암환자들이 주로 호소하는 증상에는 어떠한 것들이 있는지 알아보자.

1. 구강증상

■ 구내염(입안 염증)

구내염은 암환자에게 가장 흔하게 발생하는 증상이다. 암 자체나 항암화학치료, 방사선 치료에 의한 면역기능 저하로 외부에서 침투하는 세균뿐만 아니라 정상적인 박테리아에 대한 저항능력이 떨어져 구강점막에 염증성 궤양반응이 나타나는 것이다. 암환자의

40%에서 질병이나 치료에 의한 구강합병증이 발생한다. 항암화학 요법치료 기간 중에는 항암제로 인해 신체 부위 중 점막으로 구성된 입 안이나 식도, 위, 장, 항문, 여성의 경우 질 내에 변화를 경험할 수 있다. 이러한 증상은 항암제로 인해 머리카락이나 점막 등 신체에서 빨리 성장하는 세포에 영향을 미치기 때문에 나타나게 된다.

구내염이 생기면 입 안 또는 목 안의 점막이 빨갛게 부어오르면서 침 삼키기 힘들어지고 염증이 생기거나 헐어 통증을 수반할 수도 있다. 그 결과 음식을 먹고 삼키는 것이 점점 힘들어 지고 입 안이 마르거나 혀에 백태가 끼고 입맛이 변하게 될 수 있다.

구내염을 예방하기 위해서는 제대로 된 칫솔질로 구강을 청결하게 유지하고, 치실을 사용하는 것이 좋다. 또 입 안에 자극이 되는 알코올이나 담배는 금지하고 자극적인 양념이나 딱딱하고 거친 음식을 피해야 한다. 특히 항암화학요법 및 방사선 치료 시작 전 미리 잇몸 상태 등에 대해 의료진과 상의하는 것이 좋다.

■ 구강건조증

말기암환자 중 30% 정도에서 구강건조증이 발생한다. 구강건조증은 침 분비가 감소하거나 구강 점막의 상처, 탈수, 불안, 우울 등을 원인으로 발생하는데, 방사선 치료에 의한 구강건조증은 침 분비 속도가 감소하거나 침의 성분 조성이 변화해 생기게 된다. 항불안제나 항히스타민제, 항콜린제, 수면제, 이뇨제 등 약물에 의해 생기는 구강건조증도 있다. 이러한 증상이 나타나면 환자가 음식을 씹고 삼키는 것이 점점 힘들어지고 입맛까지 변화할 수 있기 때문에 구강건조증의 예방법을 주시할 필요가 있다.

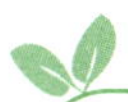

구강건조증 예방법

① 구강 청결을 잘 유지하고 구강 내 감염이 생겼을 경우 곧바로 치료한다.

② 식사 후와 취침 시 부드러운 칫솔과 치약으로 이를 닦는다.

③ 칫솔질이 끝나면 120cc의 온수에 중조나 소금 1/2 티스푼을 탄 용액으로 식사 후와 취침 시, 1일 4회 입 안을 헹구도록 하고 이 용액은 삼키지 않는다.

④ 감염을 예방하기 위하여 함수약을 처방할 수 있으나, 시행법을 정확히 따르도록 한다.

⑤ 입술은 습기를 유지하도록 한다.

⑥ 흡연, 음주와 같이 입 안에 자극을 주는 행동은 하지 않는다.

⑦ 깨어있을 때에는 최소한 2시간에 1번씩 가글을 하고, 치실을 사용하는 것도 좋다.

⑧ 부드럽고 물기가 많은 음식이나 국물이 있는 음식을 먹고 크래커, 스낵류, 과자와 같이 딱딱하거나 마른 음식, 끈적끈적한 음식은 먹지 않는다.

⑨ 물병을 머리맡에 늘 준비해두고 수시로 물을 마시도록 한다.

⑩ 인공타액 또는 구강윤활제를 사용할 때에는 설탕 성분이 함유되지 않고 사용이 간편한 제품을 선택하도록 한다.

⑪ 정기적으로 치과 진료를 받도록 하고 입 안이나 치아에 통증이 있으면 곧바로 치과 진료를 받는다.

⑫ 가습기 등을 이용하여 습기가 많은 공기를 들이마시도록 한다.

⑬ 입에 타액이 더 분비되도록 비타민 C, 무설탕 껌, 레몬, 설탕, 캔디 등
을 먹되, 입이나 목이 아프다면 먹지 않도록 한다.

⑭ 입이 심하게 건조해지면 칫솔 대신 거즈를 감은 납작한 막대나 면봉
을 사용하며, 사용한 칫솔은 잘 헹구어서 차고 건조한 곳에 보관하도
록 한다.

⑮ 의치는 자극의 원인이 될 수 있으므로 느슨하게 끼우지 않도록 하되,
구강에 상처가 심하면 의치를 해서는 안 된다. 상태가 심할 경우에는
칫솔 대신 구강분무기를 사용하거나 병원에서 처방 받은 가글액을 이
용하여 구강 청결을 유지하도록 한다.

2. 소화기계 증상

■ 식욕부진

식욕부진은 오심, 구토, 미각이나 후각의 변화, 포만감, 종양의
성장, 우울, 통증 등 다양한 이유로 식욕이 떨어지거나 정상 때보
다 못 먹게 되는 현상을 말한다. 식욕부진은 암 자체가 원인이 되
기도 하지만 치료로 인해 발생하는 가장 흔한 증상 중 하나이다.

암환자들은 식욕 억제물질의 생성, 약물치료나 화학요법, 방사선
요법 등에 따른 메스꺼움, 구토, 식욕부진, 입 안 염증, 점막 건조
증, 설사, 변비 등이 생겨 음식 섭취가 힘들어지면서 영양불량 상태
에 빠지기 쉽다. 이러한 식욕부진, 심한 근육 소모와 함께 체중이
감소하는 악액질은 말기암환자에게서 자주 나타나는 증상이다.

특히, 악액질에서 볼 수 있는 심한 근육 소모와 체중 감소는 일반적인 식사량 감소로 나타나는 것보다 훨씬 심하다.

그렇다면 식욕부진에는 어떠한 음식들이 도움이 될까? 하루 세 끼 식사가 충분하지 못한 경우에는 3번의 간식을 통해 충분한 양을 섭취하도록 돕고, 만약 환자가 죽이나 미음만 먹는다면 고단백, 고열량 음료를 통해 영양보충해 주는 것이 바람직하다.

식욕부진 시 식사의 원칙

① 고지방 식품은 피한다.

② 식사하기 30분 전에는 수분을 섭취하지 않도록 한다.

③ 천천히 씹어 식사를 한다.

④ 가스가 생기는 양배추, 탄산음료는 피한다.

⑤ 환자가 평소에 좋아했던 음식이나 먹고 싶어 하는 음식을 제공하도록 한다.

⑥ 아침에 식욕이 가장 좋으므로 아침식사는 꼭 하도록 하며, 하루에 필요한 단백질량과 칼로리의 1/3을 아침에 먹도록 한다.

⑦ 증상을 줄이고 뒷맛을 없애기 위해 식사 전후로 입안을 청결하게 잘 헹구어 준다.

⑧ 따뜻하게 먹는 음식과 차게 먹는 음식은 함께 먹지 않는다.

⑨ 가능한 한 평소의 활동량을 늘리고 식사시간에는 서두르지 않도록 한다.

⑩ 통증으로 식욕을 잃었다면 식사 전에 진통제를 먼저 복용하도록 한다.

⑪ 가능하면 환자를 주방과 멀리 떨어진 곳에 있도록 한다.

⑫ 식사 전에 물을 많이 마시지 않도록 한다.

⑬ 작은 식기를 사용하고 규칙적으로 조금씩 자주 먹도록 한다.

⑭ 쉽게 손이 갈 수 있는 곳에 음식을 두고 식욕을 느낄 때마다 먹을 수 있도록 한다.

⑮ 고칼로리의 식사를 소량씩 자주 하도록 한다.

⑯ 식사 준비에 다른 사람의 도움을 받도록 하며 여럿이 함께 식사하는 것이 좋다.

⑰ 음식에 여분의 단백질과 칼로리를 추가한다.

⑱ 규칙적인 운동이 식욕을 증진하는 데 도움이 된다.

⑲ 식사량이 부족한 경우 마시는 형태의 영양보충식품(뉴케어, 그린비아)을 이용하도록 한다.

⑳ 푸딩, 젤리, 아이스크림, 요구르트, 계란찜 등과 같이 먹기 쉽고 열량이 높은 음식을 먹도록 한다.

이러한 식사 원칙을 지키더라도 만약 환자가 하루 또는 그 이상 먹지 못할 때, 평소보다 2~3kg 이상 체중이 감소했을 때, 먹는 동안 통증을 느낄 때, 하루 종일 소변을 보지 않았거나 이틀 이상 대변을 보지 못했을 때, 소변 양이 적고 냄새가 심하거나 짙은 노란색일 때, 24시간 이상 구토가 계속될 때에는 반드시 의료진과 상의하도록 한다.

■ **메스꺼움과 구토**

　메스꺼움과 구토도 대부분의 암환자들이 겪는 부작용 중 하나이다. 이러한 증상을 일으키는 약물을 투여하고 있거나 복부나 머리 쪽으로 방사선 치료를 받는 환자들에게서 자주 볼 수 있으며, 암 자체가 증상을 일으키는 경우도 있다. 모든 항암제가 메스꺼움과 구토를 일으키는 것이 아니라 약물의 종류, 용량, 투여 기간, 연령, 치료 경험 등 개개인에 따라 그 정도가 다양하게 나타날 수 있다. 이러한 증상들은 암환자들의 영양 상태를 악화시켜 치료 효과를 떨어뜨리므로 적절한 관리를 통해 치료 효과를 높일 필요가 있다. 구토는 메스꺼움과 동반될 수 있고 치료나 음식 냄새, 위장 가스, 운동으로 인해 나타날 수도 있다. 메스꺼움이 조절되면 구토도 예방할 수 있고 이완 운동이나 약물치료를 통해 메스꺼움도 줄일 수 있으니 처방받은 구토 억제제가 있다면 복용하는 것이 좋다.

　메스꺼움과 구토와 같은 증상들은 환자의 영양 상태에 직결되기 때문에 음식에 주의를 기울일 필요가 있다. 일반적으로 메스꺼움과 구토에는 비스킷, 토스트, 요구르트, 튀기지 않은 껍질이 있는 닭, 부드럽고 자극적이지 않은 복숭아 통조림과 같은 과일, 야채 등이 좋다. 기름지고 튀긴 음식, 사탕과 같이 너무 단 음식, 맵거나 뜨거운 음식, 강한 냄새가 나는 유제품, 붉은 고기, 커피 등은 피하도록 하는 것이 좋다.

　만약 환자가 구토를 한다면 구토가 멈출 때까지 음식을 섭취하지 않도록 하고, 구토 이후 1~2시간 정도 지난 후 수분을 섭취하도록 한다. 이것이 적응되면 우유, 요구르트, 주스, 고단백 음료 등을 조금씩 추가하고 죽에서 밥으로 서서히 바꾸도록 한다. 그렇다면 어떤 방법으로 메스꺼움과 구토를 조절하거나 예방할 수 있을까?

① 창문을 열어 환기를 시키고 맑은 공기를 마시도록 하며, 메스꺼운 느낌이 들면 긴장을 풀고 천천히 깊게 숨을 들이마시도록 한다.

② 식사 후 바로 눕지 않도록 하고 휴식이 필요하다면 최소한 30분~1시간 정도는 상체를 세우고 있거나 기대어 있도록 한다.

③ 위를 압박하는 옷보다는 헐렁한 옷을 입도록 하며 어지럽지 않게 움직임은 천천히 하도록 한다.

④ 위를 자극하지 않도록 입을 자주 헹구어서 상쾌한 상태를 유지하도록 한다.

⑤ 틀니가 있다면 치료 전에 빼놓도록 한다.

⑥ 머리나 목에 차가운 수건을 얹어 놓으면 도움이 된다.

⑦ 항암화학치료를 받는 동안 금속성 맛이나 쓴맛을 없애주는 껌이나 사탕을 먹는 것이 오심을 줄이는 데 도움이 된다.

⑧ 메스꺼운 증상에만 집중하지 않도록 음악이나 게임, TV, 명상, 요가 등을 이용하여 관심을 다른 곳에 집중하는 것도 좋다.

⑨ 음식 조리 시 음식 냄새로 메스꺼움과 구토가 더 심해질 수 있으니 거리를 두는 것이 좋다.

⑩ 변비로 인해 메스꺼움이 생길 수도 있으니 미리 조절하는 것이 좋다.

⑪ 메스꺼운 증상이 있을 때 잠을 자는 것도 좋다.

■ 변비

변비는 대부분 여러 요인이 복합되어 나타나는데, 특히 화장실에서 개인적인 자유가 보장되지 않는 환자들이 배변을 미루게 되면서 변비에 걸리는 경우가 많다. 침대에서 생활하는 환자들도 활동량이 적어 변비의 위험이 증가할 수 있고, 음식 중 수분이나 섬유질이 부족한 경우에도 발생할 수 있다. 특히, 메스꺼움이 나타나는 환자들은 음식물과 유동성 음식을 잘 먹지 못해 변비로 발전할 수도 있고, 배변 시 항문 주위에 통증이 있는 환자들도 배변 활동을 미루면서 변비에 걸릴 수 있다. 또 장폐색, 자율신경계의 기능 장애와 같은 의학적 원인, 마약성 진통제와 같은 약물 사용과도 관련이 있다고 한다.

암환자는 입맛이 떨어지고 메스꺼움 등의 증상으로 음식을 잘 먹지 못하게 되고, 이에 따라 체력이 저하하면서 활동량도 감소하게 된다. 그리고 장내에 암세포가 존재하는 경우, 암 치료 중인 경우(항암화학요법 치료제의 부작용), 부작용을 조절하기 위한 의약품을 복용하는 경우(항구토제, 제산제, 이뇨제, 항우울제 등)와 진통제 등에 의해 변비가 발생할 수 있다.

그러나 변비는 대부분 예방할 수 있고 진통제로 인한 변비도 예방은 가능하다. 특별한 금기사항이 없다면 진통제를 복용할 때에는 변비 완화제를 동시에 복용하는 것이 좋다. 다만, 대변을 볼 때 무리하게 힘을 주지 않도록 하고, 의사와 상의 없이 변비약을 사용하거나 관장을 하는 것은 바람직하지 않다.

환자들의 정상적인 배변 활동을 돕기 위해서는 규칙적인 식사 습관, 적절한 수분 섭취, 섬유질 섭취, 규칙적인 운동을 하도록 하고, 배변 시 사생활이 보장되는 편안한 환경을 조성해 주도록 한다.

3. 호흡기계 증상

■ 기침

기침은 기도 안에 이물질이 있거나 분비물이 많을 때 이를 배출하기 위한 정상적인 반사작용으로, 호흡곤란을 일으키거나 호흡곤란에 의해 유발되기도 한다. 정상인은 보통 깨어있는 동안 한 시간에 1~2회 정도 기침을 하는데, 만약 이보다 기침이 더 잦다면 병적인 기침을 의심할 수 있다. 암이 없는 경우에도 기침은 흔한 증상이지만 진행성 암환자와 특히 폐암환자에서는 흔한 증상이다. 오래 지속되는 심한 기침은 통증을 증가시킬 뿐만 아니라 환자를 지치게 하고 환자의 수면을 방해하기 때문에 기침 빈도를 줄이는 것은 중요하다.

기침은 가습기를 이용해 실내 습도를 높이고 가능한 수분 섭취를 늘려 목을 촉촉하게 하고 들러붙은 분비물을 줄여주어야 한다. 또한 숨쉬기 운동은 폐에 분비물이 과잉 분비되는 환자에게 효과적이며, 가래를 완화시키기 위해서는 곧은 자세를 유지하는 것이 바람직하다. 다만 흉부를 세게 치거나 진동시키는 것은 무기폐, 저산소혈증을 야기하여 폐 기능을 더욱 악화시킬 수 있으므로 피해야 한다.

■ **호흡곤란**

호흡곤란은 신체 내에 운반되는 산소가 충분하지 않을 때 발생하게 되는데 양쪽 폐가 충분하게 공기를 흡입하지 못하거나 폐가 혈류로 충분한 산소를 운반해주지 못할 때 발생한다. 호흡곤란은 다양한 원인에서 기인하는데 통증은 부분적으로 근심을 증가시키고 호흡기의 활동을 제한함으로써 호흡곤란 증상을 악화시키게 된다. 신체적 원인에 의한 호흡곤란은 대부분 걷기나 다른 운동 때문에 악화되지만, 휴식을 취하는 동안 호흡곤란이 발생한다면 의사의 진료를 받아야 한다.

환자에게 호흡곤란이 오면 숨이 가쁘거나 호흡하기 힘들어지며 가슴 통증을 호소하기도 하거나, 맥박수가 빨라지고, 피부가 차고 축축하게 느껴지기도 한다. 또 호흡이 빠르거나 숨 쉴 때마다 그르렁거리는 소리가 나기도 하고, 심하면 귓불이나 입술, 손톱에 청색증이 나타나게 되므로 주의를 기울일 필요가 있다.

호흡곤란이 있는 대부분의 환자들은 이를 우려하고 심한 호흡곤란은 환자와 가족을 당황스럽게 한다. 호흡곤란은 근심을 야기하고, 이러한 근심은 호흡수를 증가시켜 호흡곤란을 더욱 악화시키게 된다. 따라서 호흡곤란에 대해 제대로 숙지하고 대처할 수 있다면, 환자와 가족들의 근심을 덜고 호흡곤란을 악화시키는 것을 막을 수 있을 것이다.

호흡곤란에 도움이 되는 방법

① 반듯이 눕는 자세를 피하고 상체를 지지해서 반 정도 앉은 상태를 유지하는 것이 좋으며, 침대에서 생활하는 환자들의 경우에는 등을 기대는 것이 좋다.

② 호흡곤란이 5분 후에도 멈추지 않으면 침대나 자리에서 몸을 일으켜 앉히고, 베개로 무릎을 받쳐 편하게 해주고 팔은 탁상에 편안하게 놓고 머리를 약간 앞으로 숙인 자세를 취할 수 있도록 한다.

③ 코로 산소를 공급하거나 가습기나 젖은 물수건을 이용해서 습한 공기를 제공해 준다.

④ 호흡곤란이 있는 환자들은 무언가에 포위되었다는 느낌을 받기 때문에 창문을 열어 얼굴에 찬 공기를 쐬거나 찬 것을 바르는 것, 얼굴에 촉촉한 천을 덮는 것이 도움이 될 수 있다.

⑤ 음악을 듣거나 그림을 그리는 것과 같은 기분전환을 통하여 호흡곤란 증세가 감소될 수 있다.

⑥ 입을 오므려 숨을 규칙적으로 천천히 깊게 내쉬는 숨쉬기 방법을 한다.

⑦ 코로 숨을 들이마시고 입으로 내쉬는 심호흡을 두 번 정도 하게 한다.

⑧ 5분이 지난 후에도 호흡곤란 증상이 완화되지 않으면 환자를 앉게 하고 발받침대로 지지해주면서 침상 테이블 위에 베개를 놓고 팔은 편안하게 올리며 머리는 약간 앞으로 기울이도록 해준다.

⑨ 기침이나 구토가 있으면 가래의 양과 양상 및 냄새를 관찰한다. 참고로 투명하거나 하얗고 거품이 있는 것이 정상이다.

4. 피로

　일반적으로 피로란 신체적, 정신적, 감성적으로 지친 기분을 의미하지만, 암과 관련해서 피로란 암의 발생과 함께 나타났거나 암 치료 과정 중에 생기는 이전과는 다른 지속적인 피로감이라고 할 수 있다.

　암에 따른 피로는 만성적인 것으로 환자의 일상생활에 장애를 줄 수 있다. 일반적인 피로가 휴식을 통해 회복이 가능하다면, 암으로 인한 피로는 휴식을 취해도 그대로 남는 경우가 많다. 따라서 피로를 호소하는 환자에게 대부분의 의사들은 휴식을 권하지만, 부적절한 휴식이나 장기적인 휴식은 오히려 환자에게 피로감을 증가시킬 수 있다. 그래서 일부 환자들은 암과 관련된 통증이나 구토, 우울보다 이러한 암 관련 피로가 가장 고통스럽다고 말한다.

　개개인에 따라 다르겠지만 연구에 따르면 항암화학요법이나 방사선 치료, 골수이식 등을 받는 암환자의 90%가 암에 따른 피로를 호소하고 있다고 한다. 또 암에서 완치된 환자 중 30~75%가 이후에도 피로감이 지속된다고 하기 때문에 암으로 인한 피로는 절대 간과할 수 없는 문제라고 할 수 있다. 치료 중인 환자나 완치된 환자라도 주기적으로 피로에 대해 관찰하는 것이 중요하다.

　암에 따른 피로를 치료할 때에는 의료진의 도움뿐만 아니라 환자와 가족의 노력이 함께 요구된다. 다만, 적절한 대처법을 알고 일상생활부터 적용하면 많은 부분을 스스로 해결할 수 있다.

피로에 도움이 되는 방법

① 평상시의 생활을 유지하도록 하나, 피로를 느끼면 바로 휴식을 취하도록 한다.

② 치료 전보다 좀 더 많이 휴식을 취하며, 일상생활 도중 잠깐씩 휴식을 취하는 것이 좋다.

③ 일상생활에서 주위 사람들의 도움을 받도록 하며, 항상 사용하는 물건은 손이 닿기 쉬운 곳에 두어 에너지 낭비를 피하도록 한다.

④ 피로를 느낄 때의 상황을 기록하여 생활의 계획을 세우면, 효율적으로 시간을 관리하게 되어 피로를 덜 느끼게 된다.

⑤ 주치의와 피로에 대해 상담을 하고 증상에 맞는 적절한 치료를 받도록 한다.

⑥ 가벼운 산책 등의 육체적인 활동은 입맛을 좋게 하여 피로에 도움이 된다. 다만, 저녁에는 운동을 하지 않는 것이 좋다.

⑦ 음악을 듣거나 TV를 보는 것도 일시적으로 기분 전환에 도움이 된다.

⑧ 종교나 사회활동에 참여하여 느끼는 감정에 대해 이야기하는 것과 행복했던 순간들을 자주 기억해 내면 기분이 좋아져 피로감을 줄이는 데 도움이 된다.

⑨ 다양한 음식으로 단백질과 비타민 등이 함유된 균형 잡힌 식생활을 하도록 한다.

⑩ 다른 지시사항이 없다면(신장 질환, 부종 등) 매일 충분한 양의 무알코올, 무카페인 음료를 마시도록 한다.

⑪ 담배는 금하도록 하고 알코올과 카페인이 함유된 음식은 제한하며, 특히 늦은 오후와 저녁에는 피하도록 한다.

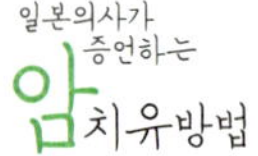

5. 림프부종관리

　림프계는 림프관과 림프조직으로 연결되어 몸 전체에 림프액을 전달하는 역할을 한다. 이 림프액의 흐름은 림프가 몸을 통해 흐르고 혈류로 돌아가는 과정으로 이루어지는데, 이 과정에서 림프계의 손상이나 막힘으로 인해 림프액이 체조직으로부터 흐르지 못하고 고여 부종이 발생하는 것이 림프부종이다. 림프부종은 림프계가 비정상적으로 형성되어 나타나는 일차성 림프부종과 림프계가 손상을 받아 나타나는 이차성 림프부종으로 나눌 수 있다. 이 이차성 림프부종에서 림프계가 손상 받거나 막히게 되는 원인이 바로 암을 비롯한 감염, 손상, 림프절의 절제, 방사선 치료나 수술로 인한 조직의 상처이다.

　암과 관련된 림프부종의 위험 요인에는 암이 직접 림프절을 누르거나 림프절로 암이 전이된 경우, 치료와 관련해 림프절을 절제하는 수술을 한 경우 등을 들 수 있다. 흔히 림프절 절제 수술을 하는 암에는 흑색종, 유방암, 부인과적 종양, 두경부암, 전립선암, 고환암, 방광암, 대장암 등이 있다. 또 아직 논란이 되고 있으나 방사선 치료나 항암 치료, 호르몬 치료도 림프부종의 위험 요소가 되고 있는 것으로 생각된다.

　림프부종의 초기 단계는 대부분 피부를 손으로 누르면 쉽게 눌리는 함요 부종 상태로, 시간이 조금 지나면 저절로 회복되지만 이후에는 점차 피부 조직이 섬유화 되면서 단단해지고 두꺼워져 부종이 자연적으로 회복되지 않는 상태에 이르게 된다. 따라서 림프부종의 환자들은 주로 팔과 다리가 당긴다거나 힘이 약해졌다고 느끼거나 통증, 혹은 쑤시는 느낌 혹은 무거운 느낌을 받는다고 한다. 이 상태의 림프부종을 치료하지 않고 그대로 방치하면 불편함뿐만 아니라 단백질이 풍부한 림프액의 저류로 인해 감염이 쉽게 올 수 있고, 팔, 다리의 기능적 운동 능력이 떨어질 수 있다. 림프부종은 빨리 발견할수록 회복이 더욱 쉽다. 따라서 환자는 앞의 증상이 느껴지면 곧바로 의사와 상담해 림프부종 진단을 받아야 한다.

림프부종은 몸의 신진 대사나 신장의 문제 등으로 나타나는 부종의 증상과는 다른 질환이다. 때문에 림프부종에 맞는 관리 방법과 치료가 필요하다. 이를 위해서는 평소부터 팔과 다리를 심장보다 높게 유지하고, 팔과 다리에 과도한 압력을 주지 않고 혈액 순환이 갑자기 증가하는 것을 피하도록 한다. 또 팔과 다리의 피부를 깨끗하게 유지하고 피부가 건조해지지 않도록 유의하며 상처나 감염이 없도록 주의하는 것도 중요하다. 림프부종은 다양한 치료법이 있으니 즉시 의사와 의논해 치료를 받도록 해야 한다.

6. 기타 증상

■ 감염

백혈구의 수명은 보통 7~14일 정도로 감염에 저항해 신체를 보호하는 역할을 한다. 그런데 혈액 안의 백혈구가 감소하면 감염에 걸릴 가능성이 높아지기 때문에 항암화학요법을 받고 나서 오한을 느끼거나 열이 난다면 즉시 병원을 찾아야 한다. 항암화학요법을 받는 암환자가 감염으로 입원하게 되면 새로운 병원균에 대한 노출 기회의 증가, 항생제의 추가 사용, 입원 기간의 연장 등으로 환자의 고통이 증가하게 된다. 또 항암제 투여 스케줄과 용량을 조절해야 하기 때문에 암 치료에도 큰 영향을 미친다.

감염은 암환자에게 나타나는 발열의 일반적 원인이 되며 사망에 이르게 하는 원인이 될 수도 있다. 때문에 감염이 의심되는 경우에는 백혈구 수치 감소와 발열에 유의하도록 하고 구강, 피부, 요로, 항문, 주사를 맞았던 부위나 조직검사 부위, 중심정맥관 삽입 부위 등에 발적이나 부종이 없는지 주의 깊게 살펴볼 필요가 있다. 특히 항암화학요법을 받는 환자는 약으로 인해 골수능력이 저하되어 골수에서 생성되는 백혈구 수도 줄어들게 된다. 이에 따라 세균에 대한 방어력이 약해지면서 감염에 대항하는 능력이 떨어지기 때문에 일상생활에서 감염을 예방하는 것은 아주 중요하다.

감염 예방법

① 사람이 많은 곳은 되도록 피하고 식사 전과 외출 후, 화장실을 다녀온 후에는 반드시 손을 깨끗이 씻는다.

② 감기나 염증성 질병을 가진 사람과의 접촉을 피하는 것이 좋다.

③ 생과일이나 야채, 날계란, 생우유를 피하도록 한다.

④ 개, 고양이, 새똥 등은 직접 손에 닿지 않도록 하고, 애완동물과 가까이 하지 않도록 한다.

⑤ 손톱, 발톱을 너무 짧게 깎아 피부에 상처를 주지 않도록 하며, 상처가 생기지 않도록 항상 신발이나 양말을 신는다.

⑥ 입 안에 상처를 주지 않도록 부드러운 칫솔을 사용하고 칫솔은 매 3개월마다 교환한다.

⑦ 구강 감염을 치료한 후에는 새 칫솔을 사용한다.

⑧ 식후 3번, 자기 전으로 매일 4번씩 이를 닦고 가글 용액으로 2시간마다 입을 헹궈 치아 위생 관리를 철저히 한다.

⑨ 면도 시에는 상처가 생기는 것을 방지하기 위하여 전기면도기를 사용한다.

⑩ 여드름 등을 손으로 짜서 염증이 생기는 일이 없도록 한다.

⑪ 가능하면 따뜻한 물로 매일 샤워하되 피부를 세게 문지르지 않도록 한다.

⑫ 상처를 입으면 물과 비누로 즉시 닦는다.

⑬ 피부가 손상될지 모르니 육체적인 일을 할 경우 손을 보호하기 위해 장갑을 착용한다.

⑭ 변비가 생기지 않도록 주의하고, 수분을 제한하라는 지시가 없다면 하루 2리터 이상의 물을 마시도록 한다.

⑮ 배변 후 항문을 닦을 때는 조심스럽게 닦고 여성들은 앞에서 뒤쪽으로 닦는 것이 요로 감염 예방에 도움이 된다.

⑯ 신장, 방광, 요로는 소변으로 청소할 수 있으므로 요로 감염을 예방하기 위해서는 몸에 충분한 수분을 공급해야 한다.

⑰ 항문으로 체온을 재는 것을 피한다. 직장으로 체온을 재는 것은 직장 내부에 있는 세포막에 상처를 줄 수 있으므로 감염의 위험성을 높인다.

⑱ 월경 기간에는 세균이 쉽게 번식하는 탐폰 대신 생리대를 사용한다.

⑲ 병실이나 방에는 세균과 곰팡이 번식이 많은 화분이나 꽃을 두지 않도록 한다.

■ **탈모**

탈모는 항암제를 투여하거나 방사선 치료를 받는 경우 나타나는 증상으로 항암제에 따른 경우에는 일시적이지만 방사선의 경우에는 영구적 탈모가 발생할 수도 있다. 항암제에 따른 탈모는 빠르면 약물 투여 후 7~14일 이후에 나타날 수 있고, 치료 후 6~12개월 정도가 지나서야 회복되기 시작한다.

노출된 두피는 매우 민감하므로 반드시 보호하도록 한다. 방사선 치료의 경우 탈모는 부위에 따라 두피, 속눈썹, 눈썹, 음부, 팔, 겨드랑이, 가슴, 다리 등 다양한 부위에서 일어날 수 있다. 받고 있는 방사선 치료의 양에 따라 탈모가 영구적인 것인지 일시적인 것인지 확정되기 때문에 전문의와의 상담이 필수적이다. 탈모는 방사선 치료를 시작한지 2~3주 이후부터 시작되고, 이것이 만약 일시적인 탈모라면 방사선요법이 끝난 4주 후 정도부터 다시 머리카락이 난다.

탈모는 외모적으로 나타나는 증상이기 때문에 환자 중에서는 큰 충격을 받거나 심각한 우울감을 느낄 수도 있다. 때문에 탈모를 현실로 수용하고 적절한 관리 등으로 일상생활을 유지하는 것이 환자에게 도움이 된다.

■ **신경계 이상**

항암제에 따라서는 신경계에 부작용을 일으킬 수도 있다. 가장 흔한 것은 말초신경(손끝, 발끝)에서 일어나는 것으로 말초신경에 염증을 일으켜 손끝, 발끝이 저리고 감각이 둔해지며 통증까지 수반하는 경우이다. 이것이 심해지면 다리에 힘이 없고, 발바닥 감각이 둔해져 걷는 것도 힘들어 질 수 있다. 또 한쪽 또는 양쪽 귀의 청력에 문제가 생기거나 내장을 지배하는 신경에 부작용이 생기는 경우 복통, 구토, 변비 등의 증상을 일으키기도 한다. 대부분 치료가 끝나면 이러한 증상은 회복되는데 약의 종류나 투여된 양에 따라 치료가 끝나도 회복되지 않거나 회복 속도가 느려지는 경우도 있다. 이러한 경우에는 반드시 전문의와 상담해야 한다.

■ 출혈

출혈은 암환자에게서 흔히 나타나는 합병증이다. 혈관이 손상되어 혈액이 빠져나가는 것을 출혈이라고 하는데, 혈소판의 기능이나 응고 경로가 비정상인 경우 지혈에 장애가 나타나는 것을 말한다. 출혈의 원인은 다양한데 항암화학요법으로 인한 출혈의 경우 항암화학요법 이후 혈소판 감소로 이전보다 출혈 경향이 높아질 수 있다. 갑자기 대변이 검게 나오거나 상처에서 피가 멎지 않는 경우, 이유 없이 갑자기 숨이 차고 어지럽다면 출혈이 의심되니 곧바로 병원을 찾는 것이 좋겠다.

만약 출혈이 발생한다면 바로 앉거나 누워 안정을 취하도록 하고, 팔이나 다리에서 출혈이 발생하면 팔과 다리를 심장보다 높게 유지하도록 한다. 이때 출혈 부위에 5~10분 정도 얼음주머니를 대주면 출혈이 멎는데 도움이 된다. 만약 피가 섞인 소변을 볼 때에는 물이나 음료수를 많이 마시고 즉각 의사에게 알리도록 한다.

■ 빈혈

빈혈은 대부분의 암환자에게서 나타나며 항암화학요법, 방사선요법, 그리고 혈액소실량이 많은 수술을 하게 되면 공통적으로 발생하게 된다. 특히 항암제는 빨리 자라나는 세포를 죽이는데 암세포뿐만 아니라 정상 세포도 빨리 성장할 수 있기 때문에 결국 정상적으로 빨리 성장하는 세포 중 골수에서 성장하는 적혈구 또한 항암제의 영향을 받게 되는 것이다. 이로 인해 적혈구의 공급량보다 적혈구 파괴량이 더 많아지면 몸에 적혈구 공급이 충분히 이루어지지 않아 대부분의 암환자들의 빈혈을 경험하게 된다.

그러나 환자들이 빈혈을 겪게 되면 피로, 숨참, 활동량 감소를 동반하게 되고, 심장을 무리하게 운동하게 하는 등 다른 증상까지 유발한다. 또 환자에게 맞는 항암투여량, 스케줄을 결정하기 위한 지표로 빈혈수치가 크게 작용하는 등 빈혈은 아주 중요한 증상이다.

이러한 빈혈은 기저질환 치료, 수혈, 철분 투여, 적혈구 생성인자 투여, 영양과 규정식 보충 등으로 치료할 수 있다. 또한 받고 있는 항암치료가 적혈구에 어떠한 영향을 미칠지 미리 확인해 두는 것도 필요하다. 이외에도 과도한 운동을 삼가고 충분한 휴식을 취하는 등의 적절한 관리를 하도록 노력해야 한다. 만약 빈혈의 원인이 항암치료 때문이라면 담당의와 상의하여 약물 처방을 받거나 적혈구 성장 촉진 인자 주사를 맞는 것도 좋은 방법이다.

■ 피부변화

암환자들의 피부손상은 암 자체와 치료, 질병과정 전반에 걸쳐 발생할 수 있다. 암으로 인한 피부손상은 암의 성장과 전이에 따른 피부 침윤에 의해 궤양의 형태로 진행되며 대부분 원발성 암보다는 전이성, 재발성 암에서 더 많이 나타나고 있다.

항암화학요법에 의한 피부변화는 표피의 기저세포가 파괴되면서 일어난다. 이것은 전신적으로 나타날 수도 있고, 항암제 투여 시 사용된 혈관을 따라 혹은 항암제 주사 부위나 방사선 조사 부위에 국소적으로 일어날 수도 있다. 또한 방사선 치료에 의한 일시적인 홍반은 일반적으로 치료 시작 2~3주 후에 생기는데, 피부가 벗겨지는 건성박리로 인해 건조감과 소양증이 생길 수 있다.

피부변화에 있어서는 환자의 피부와 눈의 공막에 노란빛, 진한 오렌지색의 소변, 희거나 회색빛의 소변, 파랗거나 보랏빛 피부 또는 타박상, 호흡곤란, 피부의 발적이나 붉게 된 것, 부종이 있으면서 변색된 것, 가려움증 등을 유심히 관찰할 필요가 있다. 일반적으로 이러한 피부변화는 생명을 위협하는 것은 아니지만, 신체상, 정서상에 큰 영향을 미칠 수도 있기 때문에 피부변화의 상태에 따라 전문의와 상의하는 것이 필요하다.

02

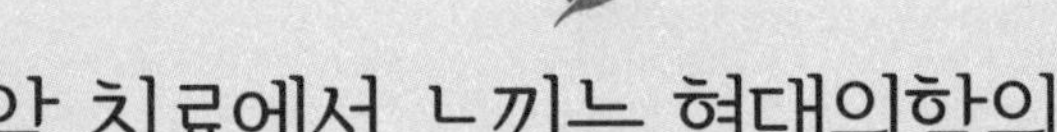

암 치료에서 느끼는 현대의학의 한계

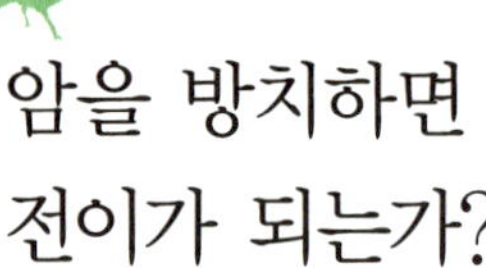

암을 방치하면
전이가 되는가?

사람들은 일반적으로 암은 하루라도 빨리 치료하는 것이 좋다고 생각한다. 그래서 암이라는 진단을 받으면 서둘러 치료를 받으려고 하지만, 초조함은 절대 금물이다. 암 치료에는 다음과 같은 특성이 있기 때문이다.

첫 번째로 암 치료는 사람 몸에 예측할 수 없는 변화를 가져온다. 수술로 장기를 잘라내면 되돌릴 수 없는 것은 물론이고, 화학요법도 폐선유증과 신부전증 등 예측할 수 없는 변화를 일으키기 쉽다.

방사선 치료도 치료 흔적이 정상조직에 영향을 미치기 때문에 같은 장소를 재차 조사하면 합병증을 유발할 위험이 크다. 당뇨병과 고혈압의 치료는 일반적으로 예측 불가능한 변화를 일으키기 쉽다.

두 번째로는 환자 상태가 치료 전보다 악화된 경우이다. 수술로 장기를 잘라낸 경우 치료 전보다 건강이 더 좋아졌다고 생각하고 싶어도, 다른 장기의 기능이 떨어지기 쉽다. 방사선 치료는 이에 비해 충격이 비교적 적지만, 합병증에 따른 고통은 마찬가지이다.

세 번째로는 치료사라고 하는 환자 사망이다. 뇌혈장애나 장질환 등 다른 질환으로도 사망할 수 있지만, 암 만큼 많은 사람이 치료사하는 경우는 없다. 특히 수술과 화학요법은 합병증과 부작용이 악화되기도 하고 체력도 저하되어 사망하는 경우가 많다.

마지막 네 번째로 암 치료에는 선택의 여지가 있다는 점이다. 설령 수술이 불가피한 경우에도 다른 치료방법이 효과가 없다는 것은 아니다.

환자가 치료를 서두르는 것은 암이 점점 커지고, 방치해두면 다른 곳으로 전이한다는 생각 때문이다. 하지만 후회하지 않기 위해서는 여러 가지 방법을 강구해 볼 필요가 있다. 그렇다면 암이 점점 커지는 것과, 전이의 개념은 어떻게 다른 것일까?

1. 암이 커진다는 것과 암이 전이 된다는 것

소위 암이 커진다고 하는데 실제로 암이 자라나는 속도는 얼마나 될까? 인간의 암이 커지는 속도를 예측한 보고가 있다. 이에 따르면, 예를 들어 폐암, 유방암이 2배로 자란 기간은 평균적으로 3개월 이상이었다고 한다. 여기서 말하는 2배란 세포의 수로, 암의 모양이나 직경을 의미하는 것이 아니다. 만약 직경이 두 배가 되면 2×2×2=8이기 때문에 세포의 수는 8배가 될 것이다. 즉, 병소의 직경이 두 배가 되기 위해서는 암세포가 2분열을 3번 반복하는 것으로 총 9개월이 걸리게 되는 것이다.

직경이 10배가 되기 위해서는 2분열을 10번 반복해야 한다. 그리고 직경 10마이크로미터(1마이크로미터는 100만 분의 1미터)의 암세포가 증식해 직경 1cm의 암 병소가 되는 데에는 2분열을 30번 반복해야 한다.

실제로 암세포의 일부는 분열 도중 죽거나 탈락하기 때문에 40~50분열 정도가 아니라면 1cm로 자라나지 못한다. 때문에 만약 환자에게 1㎝의 암 병소가 발견되었다면 암세포가 발생한 후 평균 90개월이 걸렸다는 계산이 된다.

그렇다면 암을 방치해 두면 전이된다는 것은 무엇을 의미하는 것일까? 국제암예방학회 이사를 역임한 카와키 나리카즈(河木成一) 의학박사는 암이 1cm 정도가 될 때까지 30번 분열할 경우 전이가 없다면 그 이후에도 전이는 없다고 말한다. 물론 이 부분에 대해서는 아직도 논쟁이 계속되고 있다.

카와키 나리카즈 박사는 암을 그대로 방치한 경우 곧바로 다른 부위로 전이된다고 하는 개념에 반박하고 있다. 장래 전이가 될 수 있다고 하는 가능성을 완전히 부정하는 것은 아니지만, 10년 이상 걸려 그 크기가 전이되지 않았던 것이 단지 몇 개월 방치해 두는 것만으로 전이되기는 힘들다는 것이다. 때문에 암 선고를 받은 시점에서 전이가 있었는지의 여부가 중요한 것이지, 암의 선고와 함께 전이를 두려워할 필요는 없다는 것이다.

2. 서두르지 말고 침착하게 치료법을 생각하라

암이라는 진단을 받더라도 초조해 하지 말고 보다 좋은 치료법을 찾는 것이 좋다. 만약 전이가 없다면 더욱 그럴 필요는 없다.

그러나 치료를 서두르게 하는 데에는 다른 이유가 있다. 일반적으로 검사를 위해서는 바늘로 세포를 적출해 내거나 메스로 조직을 채취하는데, 병소에 바늘과 메스가 들어가면 암세포가 전이되기 쉽다는 것이다.

전이될 위험이 있다면 의사는 환자를 바로 입원시켜 수술 준비를 하고 조직 채취를 해야 한다. 그리고 조직 채취의 위험성을 제대로 환자에게 이야기하는 것도 필요하다. 이러한 배려 없이 무조건 채취하는 것은 환자를 생각하지 않는다는 말이다.

보통 의사들은 암 선고와 함께 서둘러 수술할 것을 권유하지만, 우선 입원을 시켜 한 달 정도 상태를 지켜본 후 수술을 하자고 하는 경우가 많다. 그러면 환자들은 초조함과 두려움에 떨면서 수술을 기다리게 된다. 하지만 사실은 의사가 환자를 한 달이나 기다리게 하는 것은 아직 괜찮다는 의미가 아닐까.

환자도 많은데 입원에 열을 올리는 것보다 자신의 상황에 맞는 다양한 치료방법을 생각해보고 다른 의료기관이나, 의사를 찾아보는 것도 좋은 방법이라 할 수 있겠다.

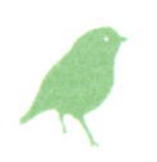

수술의 문제점
- 수술이라고 부작용이 없는 것은 아니다

암 치료라고 하면 수술을 생각하는 경우가 많다. 그러나 과연 수술만 하면 암환자가 모두 살아나는 것일까?

수술은 종양을 완전히 도려내는 것으로 어떤 의미에서는 가장 빠르고 확실한 방법이라고 할 수 있다. 특히 조기암이라면 외과적 수술이 완치의 지름길이다. 그러나 수술 자체의 위험성과 전이, 수술 후의 체력 및 면역력 저하, 수술 후 투여되는 항암제에 따른 부작용 등은 수술의 결점이라고 할 수 있다.

일본에서는 이미 40종류 이상의 항암제(화학 요법)가 승인되어 있고, 지금도 새로운 항암제가 끊임없이 개발되고 있다. 항암제는 백혈병이나 악성 림프종과 같은 특정 암에 대해서는 뛰어난 효과를 발휘하지만, 위암이나 간암 등과 같은 고형암에 대해서는 이렇다 할 효능을 보이지 않고 있다. 따라서 고형암의 경우 항암제의 투여 목적은 제한적이다. 수술 후 재발 방지를 위해 보조적으로 사용하거나, 종양이 너무 커 항암제를 이용해 축소한 뒤 수술하도록 하거나, 광범위한 재발의 진행을 일시적으로나마 늦추어 생명 연장을 목적으로 사용하는 것이 일반적이다. 여기서는 발견 빈도가 비교적 높은 위암과 대장암을 대상으로 수술의 문제점에 대해 알아보고자 한다.

위암 치료에서 위를 남기기 위해서는 치료 전 다음과 같은 점을 고려해야 할 필요가 있다.

① 위암이라는 진단이 확실한가?

② 발견된 위암을 치료할 필요성은 있는가?

③ 치료할 경우 개복하지 않고 치료하는 방법은 없는가?

④ 위를 절제했을 경우 림프절만을 살짝 절제할 수는 없는가?

⑤ 화학요법은 필요한가?

위암은 초기암과 진행암으로 분류된다. 위벽을 구성하는 층을 안쪽에서 보면 점두, 점막하층, 근육복막으로 되어 있고, 암이 점막이 아니라 점막하층에 머물러 있는 것이 초기위암이고 점막하층을 지나 깊숙이 침입한 것이 진행암이다. 암이 점막에 머물러 있어도 이미 림프절과 다른 장기에 전이되어 있는 경우가 있는데 이것은 분류상 초기위암이다.

진행암의 경우에는 개복수술을 하게 된다. 위점막은 방사성 감수성이 높기 때문에 합병증이 발생하지 않도록 방사선 양을 줄여야 하는데, 이렇게 줄인 방사선 양으로는 암세포를 치료하기 힘들다. 화학요법도 무의미하다.

다만, 초기위암이나 진행위암에 대해서는 수술이 필요한지 의문스럽다. 현재 일본에서 발견되는 위암의 절반 이상이 초기암이라고 한다. 예전에는 초기암도 위 절제 수술을 했지만 환자들이 수술 후 여러 가지 기능 저하라는 부작용을 겪으면서 최근에는 내시경을 넣어 병변을 절제하는 이른바 내시경에 의한 점막절제수술이 보급되었다. 이 내시경에 의한 점막절제수술은 위를 그대로 남기기 때문에 환자들은 일상생활을 영위할 수 있다. 물론 이 방법도 사망사고가 없는 것은 아니라 절대적으로 안전하다고는 할 수 없지만, 위 절제에 비하면 훨씬 양호하다.

한편, 대장암환자는 다음과 같은 문제를 생각해 볼 필요가 있다.

① 암이라고 하는 진단이 확실한가?

② 발견된 대장암을 치료해야 할 필요가 있는가?

③ 치료하는 경우 어떤 치료를 할 것인가?

④ 개복수술을 할 때 림프절 곽청을 할 것인가, 곽청한다면 어디까지 할 것인가?

⑤ 대장은 결장과 직장으로 나뉘는데 직장암의 경우 인공항문이 되는가?

⑥ 화학요법은 필요한가?

여기서는 ②번의 대장암 치료의 필요성에 대해 먼저 알아보자. 예를 들어 진행암 때문에 장폐색이 생기고 변이 쌓여 고통스러울 때에는 수술해서 암을 절제할 수 있고, 변이 나오는 길을 만들어 바이패스 수술을 할 수 있다. 그러나 같은 대장암이라도 장폐색이 없는 경우에는 앞으로 장폐색이 생길지 어떠할지는 정확히 알 수 없다. 왜냐하면 대장암의 배증기간(두 배로 자라나는 기간)이 1년 이상으로 길고, 환자가 다른 병으로 사망하기 전에 암이 장폐색을 일으킬 정도까지 크게 자랄지는 확신할 수 없기 때문이다.

그렇다면 이 경우에는 정말로 절제수술이 필요한 것일까? 다만, 대장은 길기 때문에 일부를 절제해도 위처럼 기능장애가 생길 수 있다. 그러나 ④번의 림프절 곽청에는 문제가 있다. 오늘 대장암으로 개복수술을 받으면 일반적으로 림프절 곽청도 처리하는데, 이에 따라 합병증이 발생하거나 사망에 이를 수도 있다.

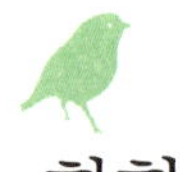

화학요법의
장점과 단점

– 항암제에 대한 오해

암환자는 물론 그들의 가족 등 많은 사람들이 항암제의 효과에 대해 큰 착각을 하고 있다. 암환자나 가족들의 인생관과 가치관, 항암제에 대한 효과 및 부작용에 대한 무지가 불러온 결과라고 할 수 있겠다. TV 등에서 떠들어대는 효과에 대한 과장과 전문가들의 이론도 항암제를 '좋은 것'으로 보게끔 하는 것도 사실이다. 아마 항암제의 무효과와 부작용, 독성에 대해 알게 되면 무척 놀라게 될 것이다. 그렇다면 사람들은 항암제에 대해 무엇을 착각하고 있는 것일까?

1. '항암제로 치료되는 암이 있다'는 착각

사람들이 착각하는 제일 큰 이유는 급성백혈병과 악성림프종이 항암제로 치료된다는 것이다. 물론 급성백혈병과 악성림프종을 화학요법으로 치료하는 것을 보고 위암이나 폐암 등도 화학요법으로 치료할 수 있다고 생각하는 것은 당연하다. 그러나 항암제가 등장한 지 많은 시간이 흘렀음에도 불구하고 항암제로 치료한 암의 종류는 극소수에 지나지 않는다. 특히 위암과 폐암 등 고형암(응어리가 있는 암)은 치료하지 못하는 것으로 알려져 있다. 그러나 더욱 놀라운 것은 이러한 고형암이 항암제로 치료되지 않는 것은 좋은 약이 없어서가 아니라 암의 성격 때문이라는 사실이다.

2. '암이라면 화학요법을 하는 것이 당연하다'는 착각

항암제가 널리 사용되면서 효과도 없는 고형암에까지 사용되고 있는 것은, 자칫 효과가 있으니까 사용되는 것으로 보일 수 있다. 그러나 여기서 분명히 알아야 할 것은 의사들은 항암제의 효과가 없다는 것을 결코 말해주지 않는다는 점이다.

요즘은 효과가 없는 암에는 애초에 항암제를 쓰지 않는 의사도 있지만, 재발하거나 장기전이가 나타날 때 항암제를 사용하지 않는 의사는 드물다. 이것은 곧 장기전이 환자의 대부분이 화학요법을 받고 있다는 증거이기도 하다.

환자는 물론이고 그 가족들도 암이라는 진단을 받으면 당연히 화학요법을 받아야 한다고 생각한다. 물론 그 효과에 대해서는 조금도 의심하지 않는다.

환자 대부분은 어느 암은 항암제로 치료되지만 어느 암은 항암제로 치료되지 않는다는 것을 알지 못하기 때문에 '암이면 수술' 그리고 '수술이 끝난 다음에는 항암제' 그리고 재발, 전이되면 또 '항암제 치료'라는 것을 당연하게 받아들이고 있다. 의사들도 이러한 코스를 치료의 전체적인 계획으로 두고 그 순서대로 진행하며, 환자들은 선택의 여지도 없이 짜인 계획대로 움직이게 되는 것이다.

3. 환자나 환자 가족의 심리상 문제다

환자가 전이라는 선고를 받았을 때 받는 쇼크는 처음 암이라는 진단을 받았을 때보다 더 크며, 죽음에 대한 공포와 불안도 더욱 증폭된다고 한다. 그리고 효과가 없는 치료에 대해서는 생각조차 하지 않게 되고, 그 결과 항암제에 대한 기대감, 나아가서는 항암제에 절대적인 효과가 있을 것이라고 자신을 위로하게 된다.

사실 의사도 마찬가지 상황이다. 환자에게 재발과 전이를 발견해도 이제 더 이상 치료방법이 없다고 말하기 힘든 것이 사실이다. 그러면 의사도 환자와 마찬가지로 어떠한 방법이라도 찾게 되고 결국, 항암제를 제안하게 된다. 그리고 환자는 의사의 말이니 믿고 따르게 된다.

실제로 암이 전이해도 곧 사망하지 않지만, 대부분 사람들은 곧 사망할 것이라는 이미지를 가지고 항암제로 치료할 수 있을 것이라는 착각을 하게 된다. 즉, 전이된 환자가 곧 사망하지 않고 만약 화학요법을 사용했다고 하면 그 원인은 화학요법 때문이라고 생각하는 것이다.

4. 의사가 말하는 '유효'라고 하는 것에 대한 오해

항암제에 대한 착각은 의사들이 사용하고 있는 용어에서 기인하기도 한다.

첫째로 항암제라고 하는 명칭에 문제가 있다. 항암제라는 말이 마치 암에 대항한다는 뜻이 있어서 치료할 수는 없어도 생명의 연장은 가능하다는 이미지를 갖게 한다. 또 항암제라는 말은 독물이라는 뜻을 덮어버린다. 항암제라는 말 대신에 '독약', '극약'이라는 말을 사용했다면 화학요법에 대한 오해도 없었을 것이다.

그리고 항암제의 효과를 말할 때 '저효', '유효', '완전관해'라는 용어들을 사용하는데, 일반인들이 이런 용어를 들으면 암이 치료된다는 이미지를 갖게 된다. 그리고 '유효'는 암이 반 이하로 축소되었을 뿐 암이 다시 자라날 수도 있다는 것을 의미하지만, 이러한 속뜻은 감춰버린다. '저효', '완전관해'도 암이 검사에서 나타지 않을 정도로 축소해서 1mm가 되어도 100만 개의 암세포가 남아있기 때문에 언젠가 증식해서 자라날 수 있다는 의미를 가지지만, 사람들은 이 부분을 간과해 버린다.

5. '생명이 연장된다'는 착각

　이것은 정보 부족에서 오는 착각이다. 요즘은 인터넷에서 손쉽게 정보를 구할 수 있지만 그것만으로는 부족하다. 의학도서관이나 영문으로 된 원문을 읽어볼 필요도 있다. 왜냐하면 인터넷으로 얻는 영문의 논문이나 정보에는 추상적인 것들이 많기 때문이다.

　예를 들어 '항암제를 사용한 그룹이 생존기간이 길고 통계적으로 주목할 만한 차이가 있다'라고 기술된 글을 읽으면, 대부분 항암제는 의미가 있다고 생각하게 된다. 그러나 이것은 다소 연명효과를 보였다는 의미로 일시적인 것을 의미한다는 사실을 알아야 한다. 다시 말해 생존율을 나타내는 것이 아니므로 '생존율은 연장되지 않는다'는 의미이다.

6. '부작용이 적어졌다'는 착각

　환자와 가족이 착각하고 있는 큰 원인 중 하나는 최근 부작용이 적어졌다는 말을 자주 듣기 때문이다. 의사뿐만 아니라 환자 사이에서도 그런 말을 듣게 되고, 매스컴에서도 자주 보도되고 있다.

　물론 의사들이 부작용에 대한 대책을 엄격하게 실시하고 있기 때문이기도 하다. 그러나 항암제는 100% 독물이기 때문에 환자가 자각할 수 있는 부작용을 중지시킬 수는 있지만 장기에 축적되는 것은 막지 못한다. 가장 위험한 것은 부작용이 없다고 하여 항암제에 대한 문제점 자체를 생각하지 않게 되는 것이다.

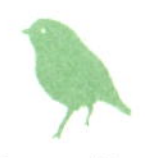

다시 고려해야 할
방사선치료

방사선 치료로 지킬 수 있는 범위는 방사선을 조사한 장소뿐이다. 즉, 조사한 부분에 암이 머물러 있는 경우에만 치료가 가능한 것이다. 이러한 점으로 보면 방사선 치료는 수술과 닮았지만, 부작용에서 큰 차이를 보인다. 도쿄대학(東京大學) 의학부 교수의 책 중에서 부작용에 관한 내용을 소개하고자 한다.

방사선의 부작용에는 두 종류가 있다. 방사선 치료를 하고 있는 동안 발생하는 급성부작용과, 방사선 치료가 끝나고 반년 정도 지나 발생하는 만발성 방사선 장해가 그것이다. 이 중 환자들이 걱정하는 것은 급성부작용이다. 환자들은 눈에 보이지 않는 방사선으로 갑자기 설사를 하거나 피부가 빨갛게 변하기 때문에 민감한 모습을 보이게 되는 것이다. 그러나 환자들은 만발성 장해에 관해 더

자세하게 알아둘 필요가 있다.

실제로 방사선 치료의들은 만발성 방사선 장해를 제일 중시하고 있다. 급성 방사선 장해는 어떠한 증상이라도 그것이 생명에 직결되지는 않지만, 만발성 방사선 장해는 때로 생명에 직결되기도 하기 때문이다.

가슴에 방사선을 조사한 경우 폐렴의 상태가 길게 지속되기도 하고, 항문에서 출혈이 멈추지 않는 등 장기에 따라 여러 가지 상태가 나타난다. 그래서 환자들은 방사선 치료 후에도 방사선과에 정기적으로 다니면서 만발성 방사선 장해에 관해 체크를 받을 필요가 있다.

사실 현재는 병소에 방사선을 집중하는 기술이 발달하면서 급성, 만발성 부작용은 거의 찾아볼 수 없게 되었다. 다만, 이것은 표준적인 조사법을 사용하는 경우로 한정된다. 때문에 만발성 방사선 장해에 관해서는 충분한 주의가 필요하다.

03

수용성 키토산의 암치료

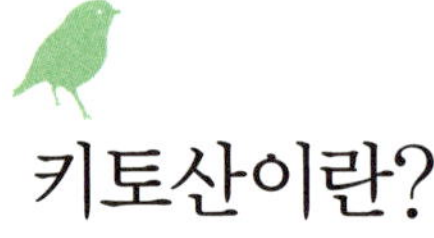

키토산이란?

지금은 누구라도 이름 정도는 아는 키틴·키토산(chitin and chitosan)은 건강식품으로 유명세를 치른 적이 있다. 그런데 이 키틴과 키토산은 같은 물질이 아니라 다른 물질이다.

게 껍질로부터 탄산칼슘, 단백질, 색소 등을 제외하여 정제한 것이 키틴(chitin)이고, 키틴으로부터 아세틸기(基)(acetyl group)를 제외하여 추출 및 정제한 것이 키토산이다. 키토산은 키틴의 유용한 성질을 유지하면서도 독특한 성질을 더했기 때문에, 키토산 건강식품은 키틴 건강식품의 효과를 한층 강화한 것이라고 할 수 있다.

또한 키토산에도 다양한 종류가 있다. 응용 분야에 따라 물 처리용 키토산, 화학공업용 키토산, 식품공업용 키토산, 농업용 키토산, 의료용 키토산 등이 있고, 키토산의 분자량(분자의 크기)에 의해 고분자 키토산, 중분자 키토산, 저분자 키토산으로 구분할 수 있다. 그리고 물에 용해되는지에 따라 비수용성 키토산, 수용성 키토산으로 나눌 수 있다.

그리고 키토산 건강식품이라고 해도, 그 속에 포함된 키토산에 의해 키토산 본래의 힘을 얼마나 발휘할 수 있는지가 정해지는데 특히 키토산의 수용성, 분자량의 크기와 체내 흡수 비율은, 키토산 건강식품의 질과 관계되는 중요한 포인트라고 할 수 있다.

인간은 이러한 키토산을 섭취해야 할 필요가 있다. 1950년대 중반까지만 해도 사람들은 토양 중의 균류나 효소에 의해 분해된 곤충의 잔해나 갑각류의 껍질(저분자화 키토산)을 식물을 통해 간접적으로 섭취함으로써 여러 가지 병의 예방 및 치료에 도움을 받았다. 그러나 농약의 남용과 환경 파괴로 식물 연쇄가 파괴되면서 키토산을 자연적으로 섭취하는 것이 힘들어졌다. 이것이 암 등의 난치병이나 성인병(생활습관병)등의 병을 증가시키는 한 가지 요인이라고 간주되고 있다. 따라서 저분자 키토산을 섭취함으로써 성인병을 비롯한 병을 예방하고 치료할 수 있다고 볼 수 있다.

지금까지 실시된 기초 연구나 임상 실험을 통해 밝혀진 키틴·키토산의 건강식품으로서의 효능을 정리하면 다음과 같다.

① 세포 활성화, 면역력(자연치유력) 증강 작용

② 대사 촉진, 혈당 상승 억제 작용

③ 콜레스테롤 흡수 억제와 조정 작용

④ 발암물질, 방사성 물질과 중금속의 제거 작용

⑤ 암 전이 저지, 항암·항종양 작용

⑥ 요산 대사조절(尿酸代謝調節), 통풍 예방 개선 작용

⑦ 빈혈 개선, 신장 기능 개선 작용

⑧ 정장 소화 촉진, 변비 개선 작용

⑨ 혈액 정화, 항혈전(抗血栓), 혈압 강하 작용

⑩ 항균, 구취(口臭) 방지 작용

⑪ 간 기능 증강 작용

⑫ 류머티즘, 교원병(膠原病)의 개선 작용

⑬ 칼슘 흡수 촉진, 골다공증 개선 작용

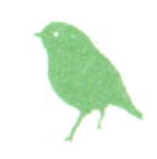

고분자 키토산의
문제점을 해결 한
수용성 키토산

키토산은 건강식품이라고 하기보다 일종의 소재(素材)라고 하는 것이 정확한 표현이다. 키토산의 활성은 높고, 물에 녹지 않지만 약산에는 녹는다. 화학반응이 일어나기 쉬워서 가공 및 이용이 용이하기 때문에 고분자 키토산은 분명 뛰어난 소재라고 할 수 있다.

그러나 가공하지 않고 건강식품으로 이용될 경우, 키토산은 분자가 너무 크기 때문에(분자량이 10만~100만) 위장에 흡수되기 어렵고, 경구복용(經口服用)해도 흡수되지 않는다. 키토산이 다이어트 식품으로 이용되는 이유는 키토산이 잘 흡수되지 않아 담즙산과 기름을 싸서 배설하기 때문이다. 다만, 병으로 허약해진 사람에게는 부적절하므로 주의가 필요하다.

현재 키틴·키토산을 애용하는 사람들 중에는 키틴·키토산이 위장에서 흡수되기 쉬운 것이라고 생각하는 사람이 많은데, 사실 키틴 혹은 키토산은 고분자 상태로는 위장에서 분해되지 못하고 흡수율도 3%에 그친다. 고분자의 키틴 혹은 키토산을 캡슐에 넣거나 정제로 만든 상품도 있지만, 상당한 양을 복용하지 않는다면 기대에 응하는 효과는 얻을 수 없을 것이다.

따라서 키틴·키토산을 건강식품으로서 복용한다면, 몸에 흡수될 수 있도록 하는 것이 중요하다. 즉, 저분자화된 수용성 키토산으로 만들어야 한다는 것이다.

위 혹은 장으로부터 직접 흡수할 수 있는 분자량은 약 2만까지인데, 보통 키틴·키토산은 분자량이 몇 십 만에서 백만 이상의 고분자인 다당류(多糖類)로, 대단히 견고한 구조를 가지고 있어 물에도 녹지 않는다. 위장 안에서도 거의 분해되지 않으며, 몸에 대단히 흡수되기 어려운 물질이다. 때문에 고분자 키토산을 적당히 작게 분해해 수용성(水溶性, 물에 녹는 성질)으로 만들어 흡수 비율을 높이는 것이다.

키토산의 분자량을 건강식품으로서 흡수할 수 있도록 하기 위해서는, 분자량을 2만 이하의 저분자로 만들어야 한다. 키토산의 분자가 한층 더 작아지면, 키토산은 물에 녹는 수용성 키토산이 된다. 수용성 키토산으로 만들려면 키토산의 분자량을 1만 이하로 줄여야 하는데, 분자량이 수천 정도가 되는 키토산은 산(酸)을 사용하지 않아도 물에 녹고, 위장에서도 직접 90% 이상 흡수된다.

키토산의 저분자화를 위해서는 일반적으로 농염산(濃鹽酸), 과산화수소 등의 분해 방법이 사용되지만 이것은 대량생산하기에 힘이

들고 비용도 많이 든다. 게다가 식품으로 만들려면 안전성의 문제도 있어 수용성 키토산 생산에는 저가화와 대량생산의 어려움이라는 난점이 있다.

고품질이면서도 저가, 그리고 안전성이 높은 수용성 키토산을 위해 일본 생물화학 주식회사(日本生物化學株式會社)는 연구기관이나 대학의 협력을 통해 강산(强酸), 과산화물을 사용하지 않고도 효모나 효소와 같은 추출물을 이용한 바이오 기술로 부생성물의 생성을 억제하는 데에 성공하여, 저분자화한 수용성 키토산의 양산을 가능하게 했다. 이 제조 방법에 따라 제조한 수용성 키토산은 분자량이 2,000~6,000이기 때문에 물에 녹기 쉽고, 순도도 100%에 달하나 가격은 일반 시장가격의 절반에 불과하다. 때문에 이 성공 사례는 수용성 키토산의 응용 보급에 크게 공헌하고 있다.

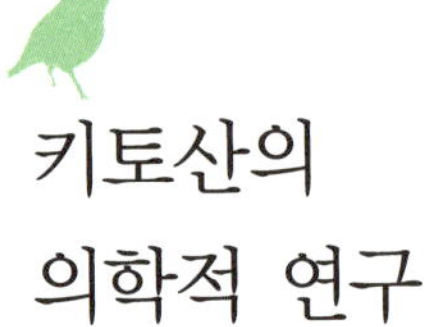

키토산의
의학적 연구

키틴·키토산에 대한 연구는 예로부터 행해지고 있었지만, 연구가 활발해지면서 실제로 많은 연구 결과를 얻을 수 있게 된 것은 최근 20년 정도이다. 일본에서는 1980년대부터 문부과학성, 농림수산성의 연구조성금을 받아 많은 대학에서 키틴·키토산 및 관련 효소의 기초와 응용 연구를 본격적으로 시작했다. 1992년 제2회 국제 키틴·키토산 회의가 삿포로 시(札幌市)에서 개최된 것을 계기로, 일본의 키틴·키토산의 연구 조직, 일본 키틴·키토산 연구회가 탄생했다.

그 후, 매년 키틴·키토산의 학술 집회가 개최되어 많은 연구 결과가 보고되어 왔다. 1996년, 학술 학회로 인정되면서 「일본 키틴 키토산 학회」라고 명칭이 바뀌어, 키틴·키토산의 기초부터 응용에 이르는 넓은 범위의 연구가 진행되고 있다.

일본 키틴 키토산 학회는 수천 명의 연구회원을 가지며, 그 대부분이 공적 연구기관, 대학 및 그 연구기관, 의료 연구기관, 민간기업과 그 연구기관의 연구자들이다. 그 연구 성과로부터 가까운 장래에 병마, 자연환경 악화에 대처하여 그것을 극복하는 뛰어난 수단이 탄생되길 기대하고 있다. 특히 주목해야 할 것은, 많은 건강식품 중에서도 그 물질에 대하여 전문적으로 연구하는 학회를 가진 것은 키틴·키토산밖에 없다는 것이다. 학회에서는 대량의 연구 보고가 발표되고 있고, 거기에 기초를 둔 키토산의 효능들이 잇따라 증명되고 있다.

현재 항균 섬유, 천연 방부제, 식품 첨가제, 화장품, 물 처리제, 식물엽면 살포제(植物葉面散布劑), 토양개량제, 생분해 폴리머 등 여러 분야에서 실용화된 것은 물론 의학 분야에서도 많이 이용되고 있다.

화상 치료에 놀라운 효과를 보였다

1990년 8월, 큰 화상을 입은 러시아 소년이 일본 삿포로 의과대학 부속 병원으로 긴급 수송되었다. 그는 전신 피부의 80%에 화상을 입었고, 빈사 상태였다. 그러나 병원의 적절한 처치 덕분에 기적적으로 회복되어 건강한 모습으로 퇴원했다. 치료 후 상처 자국은 보이지 않을 정도 얇아져 있었다. 사실 이 치료에 사용된 인공 피부가 바로 키틴·키토산이었다.

키틴·키토산은 거부반응이 거의 없고, 인간의 세포와도 친화성

(親和性)이 매우 뛰어난 것이 특징이다. 또 진통살균 작용도 있고, 체액의 삼출(滲出, 액체가 스며 나오는 것)을 흡수할 수 있어 환부에 피복(被覆)하면 통증을 완화시키고 염증을 억제하여 화상 혹은 상처의 빠른 치유를 돕는다.

또 사용 후에는 체내에 있는 리소자임[lysozyme, 용균성 효소(溶菌性酵素)]이라는 효소의 기능으로 키틴·키토산이 자연스럽게 분해 및 소멸한다. 요컨대 인간의 피부가 재생하는 동안 이상적인 보호막 역할을 해주고, 본래의 피부가 재생하면 보호막은 자연스럽게 사라진다는 것이다.

키틴·키토산의 항균성, 육아 촉진 작용 및 체내 친화성을 이용하여 키틴·키토산 창상치료 피복재(創傷治療被覆材)가 개발되었고, 이것은 인공 피부와 함께 보험 적용 의약품으로서 최초로 인정되었다. 이 키틴·키토산 인공 피부와 창상치료 피복재의 개발을 통해 키틴·키토산의 효능이 여러 가지 발견된 것이다.

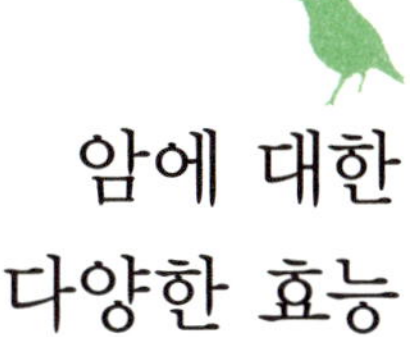

암에 대한
다양한 효능

일본인의 사망 원인 1위는 암으로 일본인 약 3명 중 1명이 암으로 죽고 있다. 한 해 약 30만 명 이상이 암으로 세상을 떠나고, 그 숫자는 지금도 계속 늘어나고 있다. 이러한 난병을 수용성 키토산으로 고치는 사람들이 있다.

말기암으로 진단받은 환자들이 키토산을 복용하고 기적적으로 회복되고 있는 것을 보면, 수용성 키토산은 암에 대해 상당한 효능을 가지고 있는 것으로 보아도 무방할 것이다. 그렇다면 도대체 암에 대해 수용성 키토산은 어떠한 작용을 하는 것일까? 그리고 그 의학적 실증은 밝혀진 것일까?

토호쿠(東北)약학과대학, 홋카이도(北海道)대학, 돗토리(鳥取)대학을 비롯하여 많은 대학, 연구기관 및 기업들이 암에 대한 키토산의 작용에 대하여 연구해 왔다. 그 결과, 수용성 키토산에는 암 예방 작

용과 항암 작용이 있는 것으로 나타났다. 이러한 연구를 정리하면
다음과 같다.

① 수용성 키토산은 암세포를 직접 죽이는 힘은 없지만, 암세포를 끌어
들이는 작용에 의해 암세포의 활성을 잃게 하며, 나아가 종양 신생 혈
관(腫瘍新生血管)을 저해하여 그 이상의 증식을 억제할 수 있다.

② 수용성 키토산은 몸의 면역력을 높여 암의 침윤(浸潤)을 막는다.

③ 암이 전이할 경우 필요한 접착 분자와 결합함으로써 암의 전이를 저
지한다.

④ 수용성 키토산은 암세포로부터 배출된 독소를 흡착 및 제거하여, 통
증을 완화시키고 식욕의 저하와 설사 등의 증상을 개선한다.

⑤ 수용성 키토산과 항암제와의 병용에 의해 항암제의 부작용을 경감하
고, 그 효과를 지속시킨다.

⑥ 방사선 치료와 병용함으로써 방사선의 부작용을 억제한다.

암세포를 직접 죽이는 기능이 없다는 것은 언뜻 보기에 대단한
일이 아닌 것처럼 보이지만, 반대로 생각하면 항암제나 방사선 치
료와 같이 잘못하여 정상 세포도 손상시키는 위험성이 없다는 것
을 의미한다. 또 암세포를 무리하게 죽이지 않아도 그 신생 혈관을
저해하여 암세포를 떠안아 그 활동을 억제시켜 침윤(浸潤)조차 일으
키지 않게 하면, 암은 죽은 것이나 다름없게 된다.

전이를 막는 시스템도 놀랍다. 암세포가 전이하는 데 필요한 접
착 분자가 없으면, 암세포는 전이하고 싶어도 전이할 수 없게 되기

때문이다. 암세포의 독소를 흡착 및 제거한다는 사실은 암으로 인한 투병 생활을 피할 수 없는 환자에게도 큰 도움이 될 것이다.

암뿐만 아니라 통증이라는 것도 무엇보다 괴로운 일인데, 특히 암과 싸우는 환자들에게는 그 괴로움이 더욱 격렬하다. 말기암일 경우 환자의 약 70%가 통증에 시달리고 있다고 한다. 그 통증도 약 절반이 중간 정도, 그리고 30% 정도는 견딜 수 없을 만큼의 통증에 시달리고 있다고 한다. 암은 이와 같이 괴로운 통증이 수반하는 병인데, 일본에서 페인 클리닉[pain clinic, 암 동통(疼痛) 치료법]을 실시하는 의료 기관은 아직 많지 않다. 그런 만큼 수용성 키토산에 통증을 완화하는 힘이 있다는 점은 대단히 큰 의미가 있다.

1998년 미국 보스턴 소아병원 외과조사 연구소 소장인 J. 포크맨 박사가 개발한 신약은 암을 치료하는 특효약으로 전 세계의 주목을 받았다. 그 이유는 신약 자체가 암세포에 직접적으로 작용하지 않지만, 인체에 미량으로 존재하는 단백질과 혈관 형성에 대한 저해 작용을 이용해 암세포가 새롭게 만드는 모세혈관을 파괴하고 암세포에 영양과 산소를 보낼 수 없게 했기 때문이다. 그 결과 암도 성장하지 못하게 되는 것이다.

종래의 서양의학은 암 치료를 위해 직접 암세포에 공격을 가했지만, 이 신약은 지금까지의 발상을 180도 전환해 암세포의 보급을 공격하여 전이를 막을 뿐만 아니라 암 자체를 무력화해버렸다. 암은 무질서하게 증식하여 정상적인 조직에 침윤해 파괴하고 나아가 전이하는데, 그 활동력의 근원이 되는 산소와 영양을 끊어버리면 행동력이 약해져서 결국 무해한 상태가 된다는 것이 이 개발의 모토이다.

이 모토야말로 수용성 키토산의 항암 작용과 같다고 할 수 있다. 게다가 체내에 있는 물질을 활성화시킴으로써 암에 대항한다는 점에서도 일치한다. 동서양에서 이러한 발상을 통한 암 대응책이 고안되고 있다는 것은 단순한 우연이 아닐 것이다. 단순히 암을 두들겨 부수는 것이 아니라 더욱 진보된 항암 대책에 대해 생각해야 할 시기가 온 것은 아닐까?

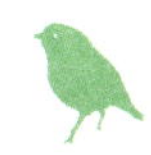

각종 병에 대한 수용성 키토산의 효능

1. 암: 암 전이를 억제한다

| NK세포를 활성화해 암 세포를 죽인다 |

수용성 키토산으로 병을 치료했다고 하는 사례 중에서도 주목되는 것이 바로 암에 대한 효능이다. 건강식품으로서 수용성 키토산이 주목받는 것도 마찬가지의 이유에서이다. 게다가 키토산의 암 억제 작용은 폐암, 대장암, 유방암, 위암 등 모든 암에 걸쳐 있다.

암이 발생하는 것은 유전자와 깊은 관계가 있다. 세포가 분열을 반복하는 과정에서 유전자가 어떠한 원인으로 손상을 입으면 세포가 갑자기 변이를 일으켜 무질서하게 증식하게 된다. 이것이 소위 암세포라고 불리는 것으로, 이상 증식한 암세포는 결국 조직과 장기를 갉아 먹어 정상적인 기능을 잃게 한다.

그러나 세포가 암화 되었다고 해서 바로 암이라고 판정받는 것은 아니다. 일반적으로 조기암이라고 하는 것은 암세포 덩어리가 1g 정도로 성장했을 때부터다. 그때는 이미 암세포가 수억 개로 늘어나 있고, 그 상태가 되기까지는 적어도 10년 정도가 걸린다. 즉, 암이 발견되는 몇 년 전부터 이미 암은 몸속에서 싹을 내리고 조용히 분열·증식을 시작하고 있는 것이다.

다만, 세포가 돌연변이를 일으켰다고 해서 모든 것이 암이 되는 것은 아니다. 우리 몸에 있는 면역 시스템이 세포가 암화 되는 것을 막아주기 때문이다. 설령 세포가 돌연변이를 일으켜도 면역 시스템이 제대로 작동하면 세포는 암이 되지 않을 수도 있다.

몸의 면역 시스템을 관장하는 세포는 몇 개 있지만 그중에서도 암과 깊은 관계를 가지는 것이 바로 NK세포이다. NK세포는 정상적인 세포와 암세포를 식별해 암세포만을 죽이는 능력을 가지고 있다. 암의 발생과 NK세포의 기능 저하가 큰 관계성을 가지고 있다는 것은 이미 다양한 연구 결과로부터 밝혀졌다. 중장년층이 되면 암에 걸리기 쉬운 것도 30대부터 NK세포의 활성이 급속도로 쇠퇴하기 때문이다.

키토산에는 이 NK세포를 활성화하는 기능이 있다. 수용성 키토산을 섭취함으로써 NK세포를 활성화하는 것이 가능하다면 암에 걸리기도 힘들어지는 것이다.

또 키토산에는 암세포의 증식을 억제하는 기능이 있다는 점도 실험 결과 등으로부터 밝혀졌다. 암세포를 이식한 쥐에 키토산을 투여하자 키토산을 투여하지 않은 쥐에 비해 암세포의 증가가 극단적으로 적어졌다. 그중에는 키토산을 투여한 쥐의 종양이 급격하게 축소되었다고 하는 실험 보고도 있다.

이렇게 키토산이 암세포 증식을 막는 것은 키토산이 암세포를 싸서 그 움직임을 억제하기 때문인 것으로 보인다. 수용성 키토산으로 "암이 나았다"고 하는 수많은 사례도 이러한 키토산의 암 억제 기능에 따른 것으로 추측된다.

| 수용성 키토산은 암의 전이를 억제한다 |

만약 암을 수술에 의해 완전히 제거했다고 하더라도 갑자기 다른 부분으로 전이되는 경우가 있다. 암 치료가 힘든 이유 중 하나도 바로 이러한 전이 때문이다. 그렇다면 어째서 암은 전이하는 것일까?

암세포는 항상 하나의 장소에 머무르는 것이 아니다. 한 장소에서 증식하고 있는 암세포의 일부는 거기에서 떨어진 혈액 속으로 들어가는 경우가 있다. 혈액 중으로 들어간 암세포는 혈류를 타고 혈관 내부를 이동하다가 다른 조직으로 옮겨 거기서 다시 증식을 시작한다.

다만, 암세포는 어디서라도 간단히 이동해 사는 것은 아니다. 우리 몸을 구성하고 있는 세포는 서로 연결되어 있는데, 세포와 세포를 연결하는 팔과 같은 역할을 하는 것이 접착 수용체이다. 그러나 어떠한 원인으로 세포끼리의 연결고리가 약해질 때가 있는데 그러면 암세포는 그 세포의 접착 수용체에 달라붙어 거기서 조직 내부로 들어간다.

　그렇다면 혈관 내를 흐르는 암세포가 다른 세포의 접착 수용체에 붙기 전에 다른 물질을 사용해 접착 수용체를 블록으로 만든다면 암의 전이를 막을 수 있을 것이다. 이러한 생각을 바탕으로 지금까지 블록제로서 다양한 물질들이 시험대에 올라 수많은 실험들이 진행되었고, 그 결과 키토산에 블록제로서의 기능이 있다는 것을 알아내는데 성공했다.

　홋카이도대학의 면역과학연구소가 진행한 실험에서는 인체의 생체막과 같은 상태를 재현한 특수한 필터를 준비해 하나에는 암세포만을, 다른 하나에는 암세포와 키토산을 넣어 세포를 배양해 보니, 암세포만을 넣은 필터에는 암세포가 필터의 접착분자에 부착해 뒷면에 침입해 있었던 것에 반해 키토산을 첨가한 필터는 암세포가 대부분 부착·침입하지 않았다고 한다. 즉, 키토산이 필터의 접착분자와 연결해 암세포의 침입을 막았던 것이다. 이것은 키토산에 암의 전이를 막는 작용이 있다는 것을 증명한 것이다.

　그러나 이러한 연구 성과는 어디까지나 실험 수준의 것으로 실제 암 전이 억제에 얼마나 효과가 있는지는 아직 미지수다. 하지만 많은 사람들이 수용성 키토산으로 암 전이를 막고 있다는 사실을 생각해보면 기대도 무리는 아닐 것이다.

　또 현재의 암 치료는 암세포를 수술에 의해 적출하는 외과요법 및 항암제를 투여하는 화학요법, 그리고 암세포에 방사선을 쬐는 방사선요법의 이른바 3대요법이 중심이 되고 있는데 환자들은 이러한 치료 과정에서 큰 고통을 겪고 있다. 그러나 키토산을 병용함으로써 항암제와 방사선으로 인한 구토, 탈모, 백혈구 감소 등의 부작용을 줄일 수 있다.

아울러 키토산에는 방사선물질을 체외로 배출해주는 효과가 있는 것도 유명한 사실이다. 1986년 구소련에서 일어난 체르노빌 원자력발전 사고에서도 키토산을 투여한 덕분에 악성종양 발생을 막았던 사람들이 많이 있다.

이처럼 키토산은 암의 진행·전이를 억제하는 물질로서, 또 암을 예방하는 물질로서 주목을 받고 있다.

2. 고혈압: 염소 배출로 혈압을 내린다

혈압을 높이는 요인에는 여러 가지가 있지만 그중 하나가 염분을 과다 섭취하는 것이다. 염분의 섭취 방법과 혈압의 상승은 개인차가 있지만 염분을 과잉 섭취하는 식생활을 계속하면 고혈압증에 걸릴 우려가 높아진다. 염분의 적정한 섭취량은 하루 8~10g 정도로 맵고 짠 것을 자주 먹는 습관이 있는 지역일수록 고혈압인 사람이 많다는 데이터도 있다.

식염인 '염화나트륨'은 나트륨과 염소가 결합한 것이다. 지금까지는 특히 나트륨이 고혈압을 초래하는 원흉이었다고 생각해 왔는데, 최근 연구에서 나트륨뿐만 아니라 염소도 혈압 상승에 깊게 관여하고 있다는 사실이 밝혀졌다.

우리 몸속의 혈관은 항상 같은 상태를 유지하고 있는 것이 아니라 주변의 환경 등에 따라 수축되거나 확장되거나를 반복한다. 예를 들어 따뜻한 실내에서 추운 야외로 나가면 몸은 체온이 내려가는 것을 막기 위해 혈관을 수축시킨다. 자율신경의 명령에 따라 자동적으로 혈관 수축 물질이 분비되는 구조로 되어 있는데, 이 혈관 수축 물질의 생산에는 체내에 있는 효소가 깊은 관계성을 가지고 있다. 염소에는 그 효소를 활성화하는 기능이 있어 염소로 효소가 활성화되면 혈관 수축 물질의 생산도 활발해진다. 그 결과 혈관은 수축한 상태가 계속되며 혈압도 상승하게 되는 것이다.

염소가 혈압을 높이는 이유는 그뿐만이 아니다. 우리 몸에는 혈압이 너무 올라가면 그것을 내리려고 하는 기능이 있는데, 염소는 이러한 혈압을 조절하는 기능까지 혼란스럽게 만든다. 즉, 우리가 섭취하는 염소는 혈압 상승을 초래할 뿐만 아니라 내리는 것까지 방해해 고혈압 상태로 만들어 버린다.

키토산에는 이러한 혈압 상승의 원인이 되는 염소를 체내에 흡수하기 전에 체외로 배출하는 기능이 있다. 그것을 뒷받침하는 것 중 하나로 에히메대학(愛姬大學)과 히로시마여자대학(廣島女子大學)의 연구팀이 공동으로 진행한 실험이 있다. 정상적인 혈압 수치를 나타내고 있는 여러 피험자에게 염분이 많은 식사를 하게 한 결과, 혈액 중의 염소 농도는 평균 3%, 혈압은 약 8% 상승했다고 한다. 그러나 일주일 정도 뒤에 다시 같은 피험자에게 같은 식사를 주고 이번에는 그 직후 키토산 5g를 섭취하도록 하자 혈액 중의 염소 농도와 혈압이 거의 올라가지 않은 것으로 나타났다.

예전부터 일본인에게 고혈압이 많은 것은 염분을 다량 포함한 전통적인 식생활에 원인이 있다. 최근에는 사람들이 건강에 대한 관심이 높아지면서 저염식품이 보급되고 고혈압으로 인한 뇌출혈 등에 따른 사망률은 낮아지고 있으나, 최근 다시 뇌경색에 따른 사망이 증가하고 있다.

고혈압의 원인이 평소의 식생활을 비롯한 생활 스타일에서 기인한다는 것은 명백한 사실이다. 평소부터 염분 섭취가 지나치지 않도록 주의함과 동시에 수용성 키토산을 활용함으로써 고혈압을 확실히 예방할 수 있을 것이다.

3. 고지혈증·심근경색·뇌경색: 나쁜 콜레스테롤을 줄인다

| 동맥경화가 초래하는 심근경색과 뇌경색 |

협심증과 심근경색이라고 하는 심장병은 심장의 근육에 혈액을 옮기는 관동맥이 어떠한 원인으로 막히면서 발생하는 병이다. 산(酸) 결핍 상태에 빠진 심장이 패닉 상태를 일으키는 것으로 그 원인이 되는 것이 고혈압과 이에 따른 동맥경화이다.

동맥경화는 동맥이 약해져 혈액이 흐르는 길을 좁게 만드는 것으로, 그 최대의 원인은 혈관 벽에 부착되는 콜레스테롤이다. 혈압이 상승하고 혈관에 높은 압력을 가하면 혈관벽이 상처를 입기 쉬운데, 거기서 콜레스테롤이 혈액 내로 침입하기 시작한다. 그렇게 되면 면역세포인 대식세포가 침입한 콜레스테롤을 이물질로 보고 먹어 죽이지만 그 잔해(死骸)가 혈관 내막, 중막에 퇴적되면서 혈관이 두꺼워지고 내부 둘레를 좁게 만들어버리는 것이다.

이러한 동맥경화가 심장의 관동맥에서 발생하면 심근경색과 협심증으로 이어질 위험성이 있다. 또한 뇌와 신장의 가는 혈관도 동맥경화를 일으키기 쉽게 되며 이것은 뇌출혈과 뇌경색, 신부전을 일으키는 원인이 된다.

심근경색과 협심증, 뇌출혈과 뇌경색 등의 병을 예방하기 위해서는 동맥경화의 원인이 되는 혈압의 상승을 막음과 동시에 혈액 중의 콜레스테롤을 늘리지 않는 것이 중요하다. 혈액 중의 콜레스테롤이 많은 상태를 특히 고지혈증이라고 부르는데 일반적으로는 콜레스테롤 수치가 220 이상, 중성지방(콜레스테롤처럼 동맥경화의 원인이 되는 지방)이 150 이상이 되면 동맥경화성 심질환에도 걸리기 쉽다고 한다. 때문에 콜레스테롤이라고 하면 나쁜 이미지가 먼저 떠오르지만, 사실은 체내에서 세포막의 원료가 되거나 호르몬의 합성에 사용되는 등 우리 몸에 없어서는 안 되는 지질 중 하나이기도 하다.

또 음식물을 통해 섭취한 당질이나 지방을 소재로 주로 간장에서 만들어지는 콜레스테롤에는 HDL과 LDL가 있다. LDL 콜레스테롤은 혈관 내에 침착해 혈관 내부 지름을 좁게 하고 혈관을 엉망진창으로 만드는 원흉이 되지만, HDL 콜레스테롤은 여분의 콜레스테롤을 회수하고 간장으로 되돌리는 좋은 역할을 하고 있다. 때문에 동맥경화를 막기 위해서는 총 콜레스테롤 수치는 물론이고, HDL 콜레스테롤과 LDL 콜레스테롤의 비율도 중요하다.

여기서 각광을 받는 것이 콜레스테롤 수치를 내리는 키토산의 작용이다. 키토산에는 총 콜레스테롤을 저하시킬 뿐만 아니라 HDL 콜레스테롤은 늘리고 LDL 콜레스테롤은 줄이는 기능이 있다.

콜레스테롤 수치가 높다고 해서 콜레스테롤이 적은 것을 먹어도 혈액 중의 콜레스테롤은 생각만큼 내려가지 않는다. 왜냐하면 콜레스테롤이라고 하는 것은 음식물을 통해 체내로 들어오는 양보다 체내에서 합성되는 양이 압도적으로 많기 때문이다. 때문에 콜레스테롤 수치를 내리기 위해서는 체내에서 생산되는 콜레스테롤을 혈액 중으로 들어가기 전에 체외로 배출해야 할 필요가 있다.

체내에서 콜레스테롤을 합성하는 곳은 간장이다. 간장에서 만들어진 콜레스테롤은 담즙산이라고 하는 산으로 새롭게 만들어진다. 담즙산은 소화액으로서 지방 분해에 사용된다. 위에 들어온 음식물에 포함된 지방분의 소화를 돕기 위해 담즙산은 담낭을 경유해 십이지장에 분비된다.

혈액 중에 콜레스테롤이 들어오기 전 체외로 배출되기 위해서는 이 담즙산이 장에서 흡수되기 전에 몸에 흡수되지 않는 물질로 흡착시켜줄 필요가 있다. 식물섬유가 장내의 콜레스테롤 제거에 도움이 되는 것은 콜레스테롤이 식물섬유에 달라붙어 변과 함께 체외로 배출되기 때문이다.

또 담즙산이라고 하는 것은 마이너스 전기를 띄고 있기 때문에 의료 현장에서는 플러스 전기를 띤 이온 교환 수지 등을 콜레스테롤 강하제로 사용하고 있다. 마이너스와 플러스가 서로 당기는 힘을 이용해 담즙산을 흡착시켜 체외로 배출시켜 주는 것이다.

키토산이 이러한 콜레스테롤 강하제와 비슷한 기능을 한다는 것은 이미 많은 실험 결과로부터 밝혀졌다. 키토산은 플러스 전기를 띠는 유일한 천연물질로 담즙산을 강력하게 흡착시켜 체내에서 제거해준다.

키토산을 섭취하고 있을 때와 하지 않을 때의 변을 조사해 보면 키토산을 섭취 중인 편이 확실히 담즙산이 많이 포함되어 있는 것을 알 수 있다. 그 담즙산을 흡착하는 힘은 식물섬유보다도 강력하고, 천연물질이기 때문에 콜레스테롤 강하제 등의 약보다 훨씬 안전하다.

키토산에 의해 담즙산이 점점 배출되면 몸은 그것을 보완하기 위해 혈액 중의 콜레스테롤을 사용해 더욱 담즙산을 만들려고 한다. 그 결과 혈액 중의 콜레스테롤은 감소한다.

게다가 키토산에는 지질이 분해되어 장에 흡수될 때 작동하는 효소와 콜레스테롤이 장에 흡수되는 것을 돕는 콜레스테롤 에스테라제 등 효소의 작용을 저해하는 기능이 있다.

그리고 많은 실험 등을 통해 키토산의 강력한 플러스 이온 효과와 LDL 콜레스테롤을 흡착해 배재하는 한편, HDL 콜레스테롤을 상승시키는 기능이 있는 것도 밝혀졌다. 이 메커니즘에 대해서는 아직 완전히 해명되지 않았으나 키토산이 원래 가지고 있는 생체조절기능에 의해 HDL과 LDL를 식별하는 것으로 추측된다.

이처럼 수용성 키토산은 혈액 중의 콜레스테롤의 배제를 촉진하고 흡수를 방해하면서 HDL 콜레스테롤과 LDL 콜레스테롤을 구별해 심근경색과 뇌경색 등 무서운 병으로 이어질 수 있는 고지혈증과 동맥경화를 예방하는 물질로서 큰 기대를 받고 있다.

4. 당뇨·비만: 수용성 키토산로 혈당치를 내린다

음식물에 포함되어 있는 녹말은 장에서 흡수되어 간장에서 포도당으로 바뀐다. 간장에서 혈액 중으로 보내진 포도당은 혈류를 타고 몸속의 세포로 운반되어 에너지원으로 사용된다.

이 때 혈액 속을 흐르는 포도당을 잡아 세포 속으로 집어넣는 기능을 하는 것이 췌장에서 분비되는 인슐린이다. 그러나 어떠한 원인으로 인슐린이 부족하거나 충분히 작동하지 않는 경우가 있다. 그러면 세포가 포도당을 흡수할 수 없기 때문에 몸이 에너지 부족에 빠지고 점점 쇠퇴하게 된다.

이것이 당뇨병이라고 하는 병의 정체이며 증상으로는 몸에 힘이 없고, 목이 마르고, 체중이 감소하는 것 등이다. 다만, 이와 같은 증상이 나왔을 때에는 이미 꽤 증상이 진행되어 있을 가능성이 높다. 몸이 에너지 결핍 상태에 빠지기 때문에 그것만으로 충분히 무서운 병이지만 당뇨병이 더욱 무서운 이유는 바로 합병증을 유발하기 쉽다는 점 때문이다. 에너지 부족에 의해 활력을 잃은 몸은 다양한 병에 걸리기 쉽다. 당뇨병이 동맥경화와 뇌혈전, 심근경색과 신장병, 요독증 등의 병으로 이어지는 것도 드문 일이 아니다. 혈액 중에 남은 당이 혈관 벽이나 안구의 수정체를 변질시키기 때문에 백내장과 녹내장이라고 하는 눈병을 유발하는 경우도 많다. 이렇게 생명에 위협적인 당뇨병에 대해서도 수용성 키토산은 효과를 발휘한다.

키토산이 혈당을 내리는 것은 임상 데이터 등으로부터 이미 밝혀진 사실이다. 당뇨병 치료라고 하면 식사요법이나 주사에 따른 인슐린 투여가 일반적이지만, 악화되면 이러한 치료에도 불구하고 혈당치가 200을 넘을 수 있다. 여러 생활습관병과 마찬가지로 당뇨병도 완치하기 힘든 질병 중의 하나이다.

그러나 수용성 키토산을 병용하면 일정하게 정상에 가까운 혈당치를 유지할 수 있게 된다. 이것은 키토산에 인슐린의 감수성을 높이는 작용이 있기 때문인 것으로 보인다.

예를 들어 당뇨병과 비만은 깊은 관계가 있다. 살찐 사람일수록 당뇨병에 걸리기 쉬운데 그것은 많이 먹기 때문에 혈액 중 포도당의 농도가 높아지게 되고 그것을 처리하기 위해서는 많은 인슐린이 필요하기 때문이다. 췌장에서의 인슐린 생산이 이를 따라가지 못하게 되어 혈액 중에 포도당이 남게 되는 것이다. 이것만으로 몸이 에너지 부족 상태에 빠지지는 않지만 비만이 되면 포도당을 받는 세포의 인슐린에 대한 감도도 둔해져버린다.

즉, 인슐린이 당을 운반해 와도 세포가 받아주지 않게 되어버리는 것이다. 그 결과 결국 세포는 기아상태에 빠지게 된다. 여기서 몸은 체지방을 분해해 그것을 에너지로 바꾸어 연명하려고 한다. 체지방이 줄기 때문에 갈수록 체중도 줄어든다. 급격히 살이 빠지기 때문에 비만인 경우 체중이 줄어 당뇨병이 나았다고 생각하는 사람도 있다. 그러나 체중이 줄어드는 것은 당뇨병이 악화되고 있다는 증거이기도 하다.

그러나 키토산을 사용함으로써 혈당을 낮게 억제하고 다양한 합병증을 방지할 수 있다. 이미 앞에서 보았듯이 키토산에는 음식물 중의 지방 등을 배출하고 칼로리 섭취량을 억제하는 효과가 있다. 비만을 방지하는 기능이 있는 키토산에는 세포의 인슐린에 대한 감수성을 높이는 기능도 있는 것이다.

또 비만은 고혈압의 원인도 되지만, 고혈압으로 인해 혈관이 수축한 상태가 되면 몸은 탄산가스 등의 영향을 받기 쉬워 산성으로 치우치게 된다. 몸이 산성체질이 되면 인슐린의 기능이 둔해진다. 즉, 설령 많은 인슐린이 있다고 해도 당을 세포로 운반하는 것이 힘들어지고 혈액 중에 당이 남아 합병증을 유발하는 것이다.

키토산에는 산성에 치우친 몸을 약알칼리성으로 되돌리는 기능이 있고, 이 키토산의 기능으로 인슐린은 활성화되고 혈당치도 정상을 유지한다. 게다가 키토산은 세포 그 자체를 활성화하고 몸의 면역력을 높여준다. 때문에 키토산을 섭취함으로써 다양한 합병증의 진행을 억제하고 증상을 경감할 수 있다.

5. 아토피·알레르기: 체내 독소 흡착 기능으로 알레르기 완화

| 키토산의 흡착 기능이 알레르기를 완화한다 |

최근 꽃가루 알레르기와 음식물 알레르기, 아토피성 피부염, 천식 등의 알레르기 질환이 급증하고 있다. 일본에서는 3명 중 1명이 어떤 알레르기 질환을 호소하고 있으며, 유아에 있어서는 그 비율이 50%를 넘어서고 있다는 자료도 있다. 3명 중 1명이 아토피성 피부염이며 5명 중 1명이 천식이라고 한다. 그렇다면 알레르기 증상은 어떻게 나타나는 것일까?

알레르기는 일종의 면역장해라고 할 수 있다. 한마디로 몸의 면역 시스템이 과민하게 반응하기 때문에 발생하는 증상이다. 예를 들어 킬러 T세포 등이 체내에 들어온 물질을 적으로 판단하고 공격을 가하기 때문에 발진이 나거나 가렵거나 하는 등의 증상이 나타나는 것이다.

알레르기를 유발하는 물질을 알레르기 항원이라고 하는데 그 종류는 셀 수 없을 정도로 많다. 집 안에 먼지나 진드기, 꽃가루, 대기 중의 오염물질 뿐만 아니라 항생물질과 호르몬제 등의 약과 화학섬유, 금속 등도 알레르기의 항원이 된다. 그중에는 옛날부터 사람들이 먹어온 쌀이나 밀가루 등에 대해서도 알레르기 반응이 나오는 경우도 있다. 바로 이 점이 알레르기의 특이하면서도 불편한 점이라 하겠다.

그렇다면 여기서 수용성 키토산이 어째서 아토피성 피부염이나 천식 등의 알레르기에 효과를 발휘하는지가 문제인데, 사실 그 메커니즘은 아직 완전히 해명되지 않았다. 다만, 지금까지의 키토산에 관한 다양한 연구 성과로부터 다음과 같은 것을 추측할 수 있다.

그중 하나가 키토산이 우리 몸에 유해한 물질을 발견해 흡착한다는 것이다. 키토산에는 수은이나 납, 카드뮴 등의 중금속과 독소를 흡착하는 기능이 있다. 자주 사람들이 말하듯이 농약이나 화학비료, 식품첨가물, 대기나 물 오염물질 등이 체내에 축적되어 그것이 알레르기성 질환의 급증을 초래하고 있다고 하는 것이라면, 키토산의 흡착력으로 그것들을 체외로 배출할 수 있을 것으로 생각된다.

이와 같은 기능이 음식물과 함께 체내로 들어오는 유독물질의 제거에 도움이 된다면 키토산으로 알레르기를 치료하는 것도 결코 불가능한 일이 아닐 것이다. 실제로 키토산은 식품첨가물인 식용색소를 흡착한다.

또 아토피성 피부염 등에 대해서 수용성 키토산은 먹는 것뿐만 아니라 수용액으로 피부에 발라 효과를 나타낸 사례도 많다. 수용성 키토산을 피부에 직접 바름으로써 아토피 특유의 피부 질환과 가려움을 완화하는 것이다. 이러한 개선제도 수용성 키토산의 뛰어난 보습성, 생체친화성, 항균성 등을 생각한다면 충분히 가능한 일이다.

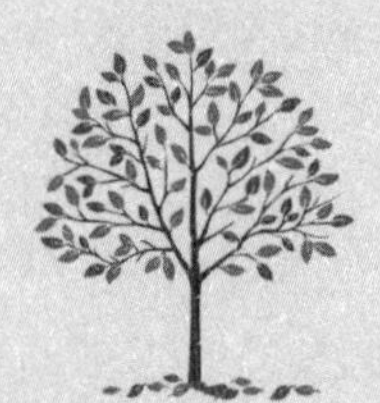

04

일본의사와 전문가들이 인정하는
수용성 키토산의 효능

키토산의 다양한 효능은 현대 의학이 다루기 힘든 생활습관병과 만성병 등 현대병이라고 불리는 병을 치료함에 있어 중요한 역할을 할 수 있다는 가능성을 품고 있다. 또 키토산 자체에 해(害)가 없을 뿐만 아니라 부작용의 우려가 있는 서양의학적인 약을 투여할 때 키토산을 병용해 사용함으로써 약의 폐해를 줄일 수 있을지도 모른다.

최근 환자의 치료를 담당하는 의료 현장에서도 기능성식품 및 건강식품으로서의 키토산을 임상적으로 사용하기 시작한 의사들이 등장하고 있다. 이들은 최선의 치료를 모색하는 가운데 키토산의 생체 리듬을 조절하는 기능과 자율신경 밸런스를 정비하는 기능, 혹은 혈압 강하제로서의 기능과 혈당치 및 콜레스테롤을 조절하는 기능, 면역력 향상 기능 등에 큰 기대를 모으고 있다.

여기서는 실제로 의료 현장에서 수용성 키토산을 사용하고 있는 의사와 전문가들의 병에 대한 키토산의 효능과 그 가능성을 들어보았다.

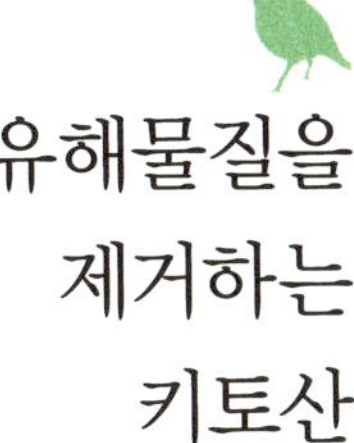

유해물질을
제거하는
키토산

아라이 모토오 / 세이카(西華) 클리닉원장·의학박사

우리 클리닉에서는 1977년 개업 이후 서양의학과 중국의학, 특히 한방, 침, 뜸의 융합을 목표로 모든 치료법을 흡수해 환자들의 치료에 활용하고 있다. 내가 중국의학에 눈을 돌리게 된 것은 서양의학적 치료법만으로는 고칠 수 없는 환자들이 너무나도 많기 때문이다.

원래 사람의 몸은 영양학적으로 보아도 여러 가지 식품을 균형 있게 섭취함으로써 건강이 유지된다. 중국 4,000년의 역사로 인증된 한방약도 기본적으로는 이와 같다. 여러 가지 생약을 조합함으로써 기능적으로 작용하게 되는 것이다.

이러한 사고방식에 근거해 우리 클리닉에서는 기능성식품 및 건강식품도 환자의 건강에 도움이 된다면 적극적으로 채용하고 있다. 최근에는 건강식품에 관한 정보가 범람하고 있는 탓인지 환자들이 먼저 질문해오는 경우도 많은데, 그중에서도 특히 나와 환자가 주목하고 있는 것 중 하나가 바로 수용성 키토산이다.

키토산에 대해서는 건강 유지 및 증강, 나아가 병의 회복에도 유효한 성질 및 기능이 있는 것으로 밝혀지고 있지만, 나는 그중에서도 체내 유해물질을 배출하는 작용은 다양한 병을 예방하고 혹은 병의 개선을 촉구함에 있어 중요한 역할을 할 수 있다고 생각한다.

키토산은 플러스 전기를 띠고 있지만 신기하게도 우리 몸에 있어 부적합한 물질의 대부분은 체내에서 마이너스 전기를 띤다. 플러스 전기를 띠는 물질인 키토산은 이들 마이너스 전기를 띄는 물질과 결합해 대소변으로 만들어 체외로 끌고 나간다.

이러한 유해물질을 체외로 배출하는 키토산의 작용은 저분자화된 수용성 키토산에서 특히 강력히 발휘된다. 그 비밀은 키토산의 아미노기(Amino Group)에 있다. 저분자화된 키토산인 아미노기는 그 활성이 높아지면서 중금속이나 화학물질 등의 유해물질을 흡착하기 쉬워지게 된다.

또한 수용성 키토산은 혈액 중의 콜레스테롤 수치도 내려주는 것으로 밝혀졌다. 콜레스테롤에는 HDL 콜레스테롤이라고 하는 좋은 콜레스테롤과 LDL 콜레스테롤이라고 하는 나쁜 콜레스테롤이 있는데, 처음부터 두 종류인 것은 아니다. 음식물로부터의 섭취가 너무 많거나 체내의 조정 기능이 제대로 작용하지 않으면, 필요 이상의 콜레스테롤이 만들어져 여분의 콜레스테롤이 LDL 콜레스테롤이 되는 것이다.

구체적으로는 혈액 중의 콜레스테롤이 이동 할 때의 운반 역할을 담당하는 리포단백질(Lipoprotein)이라고 하는 물질에 의해 HDL 콜레스테롤이 될지 LDL 콜레스테롤이 될지가 정해진다. 리포단백질에는 HDL과 LDL의 두 종류가 있는데, HDL은 콜레스테롤을 필요한 조직까지 운반해주지만, LDL은 콜레스테롤과 결탁해 혈관 벽에 붙어 동백경화를 일으키는 등의 나쁜 역할을 한다.

자연계의 음식물 중에는 아몬드 등에 콜레스테롤을 제거하는 기능이 있다. 그러나 혈액 중의 불순물인 LDL 콜레스테롤과 중성지방을 제거하기 위해서는 키토산이 훨씬 효과적이라는 사실이 실험 결과 등으로부터 나오고 있다. 즉, 키토산을 섭취함으로써 혈액을 깨끗한 상태로 유지할 수 있기 때문에 동맥경화와 고혈압이 되는 것을 막고, 그것이 결국 심장질환이나 뇌졸중의 예방으로 이어지는 것이다.

키토산에게 암 억제 효과를 기대할 수 있다

키토산의 유해물질을 체내에서 배출하는 작용은 암의 예방이나 치료 등에도 유효할 것이라는 것이 일반적인 의견이다.

세포 내에서 잠자고 있던 암 유전자를 자극해 깨우는 물질을 '이니시에이터'라고 부른다. 예를 들어 농약이나 식품 첨가물 등의 화학물질, 자외선, 방사선, 바이러스, 자동차의 배기가스와 담배 타르에 포함되어 있는 벤조피렌 등이 그것이다. 다만, 이니시에이터가 세포 내의 암 유전자를 깨우는 것만으로 곧 바로 암에 걸리는 것은 아니다. 눈뜬 암 유전자를 활성화시켜 세포의 암화를 촉구하는 물질을 통해 세포가 암화 되는 것이다. 이것이 프로모터(발암촉진장치)라고 하는 물질로 담배 연기에 포함되는 페놀화합물 등 뿐만 아니라 체내의 호르몬과 담즙이 계기가 되는 경우도 있다.

이들 암 유전자를 깨우는 이니시에이터와 눈뜬 암 유전자를 활성화시키는 프로모터를 더해 발암물질이라고 부르는데, 키토산에는 이들과 결합해 체외로 배출해주는 효과가 있다.

또 암세포 주위에는 설폰기(Sulfone Group)라고 하는 것이 있고, 이것은 마이너스 전기를 띄고 있다. 플러스 전기를 띄는 키토산의 아미노기가 이것을 포위해 암세포에 양분을 주는 길을 단절하는 작용을 하고 있다. 암 본체에서 떨어진 암세포의 설폰기에 키토산이 달라붙음으로써 암세포를 불활성화시켜 혈액이나 림프액에 침투해 몸의 다른 조직으로 전이되는 것도 막아준다.

암에 있어서는 키토산의 면역력 향상 작용도 절대 놓칠 수 없는 부분이다. 우리 몸에 있는 면역 기능의 주인공은 혈액 속에 있는 백혈구와 백혈구의 일종인 림프구라고 할 수 있다. 이 림프구는 림프액과 혈액 사이를 왔다 갔다 한다.

세균과 바이러스에 감염되는 등 체내에 이물질이 들어오면 우리 몸은 그것에 대항하는 물질을 만들어 이물질을 무해화해 체외로 배출하려고 한다. 체외로부터 들어오는 이물질을 '항원', 체내에서 만들어진 항원에 대항하는 물질을 '항체'라고 하는데, 한 번 생긴 항체는 거의 영구적으로 보존되어 같은 항원이 다시 침입해 오면 격렬하게 대항한다. 이것이 면역의 기본적인 구조인 '항원항체반

응'이라고 불리는 것이다.

한편, 혈액과 조직 속에는 대식세포라고 하는 백혈구가 있어 세균과 이물질, 세포의 잔해 등을 스스로 세포 내에 흡수해 죽인다. 이 대식세포는 면역 기능의 사령탑과 같은 역할도 하고 있어 B림프구에 지령을 내려 침입자와의 전쟁을 지휘한다. 키토산에는 이러한 백혈구와 림프구를 활성화시키는 작용이 있다는 점이 이미 실험 데이터 등으로부터 밝혀졌다.

대식세포와 NK세포는 암세포도 이물질로 인식해 공격을 가한다. 우리 몸은 건강한 상태라도 항상 암세포를 만들어 낸다. 하지만 그 대부분은 증식하기 전에 죽어버리고 만다. 그것은 암세포가 발생하면 대식세포와 NK세포가 그것을 이물질로 인식해 퇴치해주기 때문이다.

즉, 면역 기능이 제대로 작동하고 있다면 암에 걸리지도 않는 것이며, 수용성 키토산에는 그러한 면역 기능을 활성화하는 작용이 있다는 것이다. 면역력을 높인다는 것은 암뿐만 아니라 다른 생활습관병의 예방으로도 이어진다는 것은 분명한 사실이다.

고혈압과
고콜레스테롤혈증에
효과적

우에노 히로이쿠 / 아사히의왕 클리닉 원장·의학박사

나는 일본 최초의 대체의료 학술 분야인 일본보완·대체의료학회의 이사장직을 맡은 이후 1999년에 클리닉을 개업했고, 현재는 대체의료의 임상적 연구와 보급을 목표로 설립된 일본임상대체의학회의 이사장직을 맡고 있다.

최근 수년간 의료관계자 사이에서 서서히 침투하고 있는 것 중에 홀리스틱(Holistic)의료라고 하는 것이 있다. 이것은 지금까지의 서양의학처럼 개개인의 장기 등을 진단하는 것이 아니라 심리적인 부분까지 통합적으로 보고, 사람의 몸이 본래 가지고 있는 정상적인 상태로 회복시키는 힘, 소위 자연치유력을 높이는 것을 근본에 둔 치료이다. 이것은 서양의학, 동양의학, 그 이외의 모든 요법을 더해 종합적인 치료를 진행하는 통합의료라고 할 수 있다.

따라서 대체의료에는 기능성식품과 건강식품을 주체로 하는 치료법도 포함된다. 수많은 건강식품이 시장에 나오고 있고 그 일부는 이미 의료현장에서도 사용되고 있지만, 전문가들이 특히 대체의료 분야에서 큰 역할을 담당할 물질로 주목하고 있는 것이 키토산이다.

내가 키토산을 처음 알게 된 것은 일본보완·대체의료학회가 발족된 직후 키토산이 암 치료에 효과가 있는 것 같다는 기사를 접하고 나서부터다.

키토산은 공업과 수산업에서 먼저 사용되면서 연구가 진행되어 다양한 효능이 있는 것으로 밝혀졌고, 이후 의료 분야에서도 키토산에 주목하는 의사들이 속속 등장하고 있다. 나도 그중 한 사람이다. 특히 내가 주시하고 있는 것이 혈액 중의 콜레스테롤 수치와 혈압을 내리는 키토산의 효능이다.

콜레스테롤은 간장에서 합성되어 담즙산이라고 하는 소화액으로 십이지장에서 분비된다. 그리고 그 대부분은 장에서 다시 흡수되어 간장으로 보내져 다시 담즙산으로 재생산된다. 이 때 담즙산이 장에 흡수되기 전에 플러스 전기를 띄고 있는 키토산이 마이너스 전기를 띄는 담즙산을 흡착해 체외로 배출해준다. 담즙산이 키토산과 함께 점점 배출되면 우리 몸은 혈액 중의 콜레스테롤을 사용해 담즙산을 만들려고 하기 때문에 혈중 콜레스테롤이 저하된다.

또 키토산에는 혈관을 수축시켜 혈압 상승을 초래하는 염소가 체내에 흡수되기 전에 체외로 배출되는 작용과 함께, 부교감신경을 자극해 혈관을 확장시켜 혈액순환을 원활하게 함으로써 혈압을 내리는 작용이 있는 것으로 밝혀졌다.

심근경색과 뇌경색의 원인이 되는 동맥경화는 혈액 중의 콜레스테롤과 고혈압과도 밀접한 관계가 있다. 때문에 혈액 중의 콜레스테롤을 내리고 혈압을 내리는 키토산의 효능은 이러한 병의 예방 및 개선에서도 큰 힘을 발휘한다.

게다가 당(糖) 분자가 많이 늘어서 있는 키토산은 식물섬유로서 장 내에서 지방을 붙잡아 묶어두는 작용을 할 뿐만 아니라 지방의 분해를 촉구하는 효소의 작용을 억제하는 효과도 있다. 즉, 지방이 체내에 흡수되는 것을 막아주기 때문에 고혈압 등 다양한 생활습관병의 온상이 되는 비만의 예방에도 도움이 된다.

키토산이 면역 기능을 정상화한다

콜레스테롤과 혈압을 내리는 작용과 함께 키토산이 가지고 있는 다양한 작용 중에서 주목할 만한 것은 아토피성 피부염과 천식, 꽃가루 알레르기를 비롯한 알레르기성 질환에 대해서도 효과가 있다는 것이다.

최근 알레르기성 질환에 힘들어 하는 사람이 급격히 증가하고 있는데 그 배경에는 대기오염과 환경오염, 식생활의 변화가 원인으로 지적된다. 알레르기성 질환의 치료법이라고 하면 알레르기를 야기하는 항원을 피하는 것과 항 알레르기제, 항 히스타민제, 스테로이드와 면역억제제 등의 약으로 알레르기 증상을 억제하는 것, 알레르기를 일으키는 원인물질에 대한 감수성을 약하게 만들어 증상을 완화시키는 방법이 일반적이다. 그러나 이는 알레르기 체질을 근본적으로 바꾸는 것이 아니기 때문에 약을 멈추면 다시 알레르기 증상이 나타나기 쉽고, 경우에 따라서는 약의 영향으로 증상이 오히려 악화되는 경우도 있다.

알레르기 증상이라고 하는 것은 우리들의 몸에 있는 면역 시스템이 과잉 반응하기 때문에 발생하는 것으로, 면역 세포가 체내에 들어오면 인체에 대해 이물질(바이러스나 세균 등)이 아닌 것도 적으로 보고 공격을 가하기 때문에 일어나는 반응이다. 즉, 면역기능이 정상적으로 작용하지 않기 때문에 일어나는 일종의 면역장해라고도 할 수 있겠다.

키토산은 우리 몸이 가지고 있는 면역 네트워크를 활성화해 면역 기능을 정상화하는 작용을 하기 때문에 알레르기 체질의 근본적인 개선에 도움을 준다. 사실은 키토산이 암에 효과적이라고 알려진 이유 중 하나도 이러한 키토산의 면역 기능을 정상적으로 유지하는 작용과 깊은 관계가 있다.

또 키토산에는 수은이나 카드뮴, 납 등의 몸에 해를 입히는 중금속을 흡착 제거하는 효능이 있어 음식물 등에 포함되는 유해 물질을 제거하기도 한다. 아토피성 피부염은 농약과 식품첨가물, 대기 중에 떠도는 화학물질 등이 원인일 확률이 크다. 키토산이 체내에 들어온 유해물질을 배출하고 이른바 장내의 좋은 균을 늘리는 작용을 하는 것으로 보아, 키토산으로 아토피성 피부염을 개선할 수 있을 가능성이 크다.

이러한 키토산이 가지는 다양한 작용은 알레르기성 질환 뿐만 아니라 암, 간장질환과 감염증 등 다양한 병에 대해서도 뛰어난 효과를 발휘한다. 의료 분야에서의 연구는 아직 과학적으로 밝혀지지 않은 부분도 많지만, 앞으로 연구가 진행되고 임상 데이터가 많아지면 더욱 다양한 병에 대한 효과를 확인할 수 있을 것이다.

게다가 천연물질로부터 만들어지는 키토산에는 의약품과 같은 부작용의 우려가 없다. 안심하고 보험약이나 한방 등과 병용할 수 있는 것도 키토산의 큰 장점 중 하나이다.

다만, 상품에 따라 원료도 다를 수 있고 제조방식이나 보관방법도 다르기 때문에 효과에는 차이가 있을 수 있다. 병 치료 등 확실한 효과를 보기 위해서는 질이 좋은 키토산을 고름과 동시에 효과를 확인하면서 사용하는 것이 중요하다. 또 건강유지를 위해 키토산을 섭취하는 것이라면 상관없지만, 병의 치료에 키토산을 이용할 경우 대체의료를 담당하는 의사 등 전문가와 상담할 것을 권유한다.

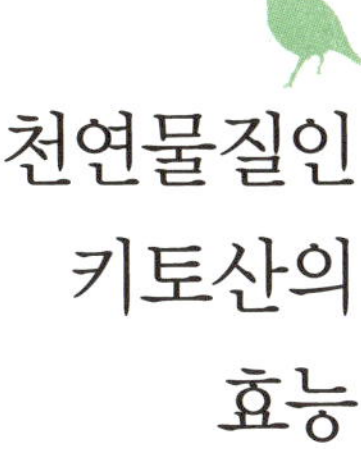

천연물질인
키토산의
효능

오호시 미쓰후미 / 의학박사

나는 지금으로부터 8년 전, 지인이 키토산으로 당뇨병을 고친 것을 목격하고 나서부터 키토산에 대해 강한 흥미를 가지게 되었다.

현재 키토산이 혈당을 내리는 작용을 한다는 점이 많은 임상 데이터나 연구 결과 등에서 밝혀지고 있다. 당뇨병은 혈액 중의 포도당을 잡아 세포 속으로 넣는 인슐린이라고 하는, 간장에서 분비되는 호르몬이 부족하거나 움직임이 둔해져서 일어나는 병인데 키토산에는 이러한 인슐린을 활성화시키는 효능이 있는 것으로 판단된다.

예를 들어 키토산에는 자율신경인 교감신경과 부교감신경의 균형을 잡는 작용이 있는 것으로 알려져 있다. 인슐린 분비는 자율신경에 따라 조정되는데 키토산이 인슐린의 정상적인 분비를 촉구하는 것으로 여겨진다. 또 몸이 산성체질이 되면 인슐린의 작용이 둔해지지만, 키토산에는 산성화된 몸을 알칼리성으로 되돌리는 작용도 있는 것으로 보인다.

게다가 키토산의 비만방지작용도 당뇨병의 예방 및 개선에는 효과적인 것으로 분석된다. 비만인 사람에게서 당뇨병 환자가 많은 점을 보아도 비만과 당뇨병이 밀접한 관계가 있는 것은 명백한 사실이다. 비만도가 높아지면 당뇨병에 걸리기 쉬운데 이것은 세포의 인슐린에 대한 반응이 느려지기 때문이다. 즉, 인슐린이 운반해온 포도당을 세포가 그대로 받아들이지 않게 되는 것이다.

지방을 장내에서 잡아 배출해주는 키토산이 다이어트에 효과적이라는 사실은 유명하다. 즉, 항상 키토산을 섭취함으로써 비만이 되는 것을 막을 수 있으며 그것이 결과적으로 당뇨병의 예방이나 개선으로 이어진다고 할 수 있다.

게다가 키토산은 체내의 유해물질을 배출하고 세포를 활성화하거나, 강한 항균 작용과 면역력을 향상시키는 작용이 있어 당뇨병뿐만 아니라 현대의약으로도 고치기 힘든 생활습관병을 비롯한 다양한 만성병을 개선할 수 있는 힘을 가지고 있다.

▎ 키토산이 우리 몸의 자연치유력을 높인다 ▎

키토산은 건강식품 및 기능성식품이라고 불리는 제품 중에서도 특히 다양한 효능을 자랑하는데, 그 대부분은 우리 몸이 원래 가지고 있는 자연치유력을 강화하는 효능이라고 할 수 있다. 그리고 또 이것이야말로 의약품 등과 다른 점이라고 할 수 있다.

자연치유력이라는 것은 병에 감염되거나 몸 상태가 안 좋아졌을 때 그것을 스스로 고치고 원래 상태로 되돌리려고 하는 힘이다. 감기에 살짝 걸려도 휴식을 취하면 자연스럽게 낫는 것도 이 때문이다. 그러나 어떤 원인으로 자연치유력이 저하되는 경우가 있는데, 이 경우에는 병에 걸리기 쉬워지고 한 번 병에 걸리면 낫기도 힘들어진다.

자연치유력은 체내의 면역계와 호르몬계, 신경계 등이 밀접하게 연계되어 정상적으로 작동한다. 즉, 키토산은 이러한 자연치유력을 담당하는 기능을 활성화시켜 떨어진 자연치유력을 높인다.

이에 반해 자연치유력의 기능을 무시하고 병을 국소적으로 치료하려고 하는 것이 의약품에 따른 치료이다. 약으로 병에 걸린 부분을 낫게 하는 것은 가능하지만, 자연치유력이 저하된 몸은 또 병에 걸릴 가능성이 있다. 게다가 약은 작용 범위를 초월해 생명에 위협을 가할 수도 있다. 효과가 크지 않다고 해서 다량으로 사용할 수는 없다. 항암제의 투여량을 잘못해서 환자들이 사망하는 의료미스가 발생하는 것도 이 때문이라고 할 수 있다.

그러나 키토산의 효과는 확실히 늦게 나올 수도 있지만 부작용에 대한 걱정은 없다. 효과가 적을 때에는 양을 늘려도 몸에 피해는 주는 일은 없으며, 정상적인 세포에 상처를 주는 일도 없다. 이것은 키토산이 천연물질인 게의 껍질로부터 만들어지기 때문이다.

모든 생물들은 생명의 기원으로부터 서서히 모양을 바꾸면서도 같은 DNA를 이어받았기 때문에 공통적인 인식을 가지고 있다고 한다. 그러나 인공적으로 만들어진 것은 이러한 공통적 인식을 가지고 있지 않다. 예를 들어 같은 비타민이라도 합성된 것은 체내에 축적되거나 알레르기 반응을 일으킬 수 있다는 것이다. 키토산에는 혈압을 내리는 작용이 있지만 원래 혈압이 낮은 사람이 먹은 경우에는 작용하지 않는다. 그러나 약의 혈압강제화는 낮은 혈압을 더욱 내리게 한다. 천연물질로 만들어진 키토산에는 이처럼 생체에 맞게 작용하는 조정 기능이 있다.

키토산이 현대병을 치료함에 있어 현대의약을 보완하는 가능성 있는 물질로 주목받는 이유도 이러한 천연물질만이 가지는 효능에 의료관계자들이 착목했기 때문이다.

키토산에 대한 효과는 기초 연구에서 밝혀졌다 하더라도 인체에 대한 작용까지는 확인되지 않은 부분이 있기 때문에, 비과학적인 것으로서 키토산의 효과를 인정하지 않는 의사도 있다. 그러나 현재 키토산으로 많은 사람들이 병을 개선했다고 하는 체험담을 들어보면 과학적으로 입증되지 않았다는 이유만으로 키토산을 무시하는 것은 환자의 병을 고치는 입장에 있는 사람이 취할 자세로는 부적합하다고 생각된다. 과학적으로 입증되어 있지 않다는 이유만으로 부정하는 태도야말로 비과학적인 것이 아닐까. 병으로 힘들어 하는 사람이 존재하는 이상 모든 수단을 강구해 맞서야 하는 것이 의료분야에 종사하는 사람의 사명이라고 생각한다.

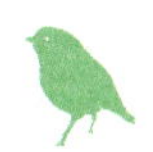

수용성 키토산, 대체의료법의 일환으로 주목

오카모토 타케시 / 오카모토기념 클리닉·의학박사

나는 현재 대체치료법을 전문으로 환자 치료에 임하고 있다. 내가 대체치료법의 연구에 매진하게 된 것은 오랫동안 의료 현장에 종사해 오면서 서양의학에 근거한 현대의학으로는 낫지 않는 병이 너무나도 많다는 것을 통감했기 때문이다. 아무리 최신 약과 의료 기술을 사용해도 고혈압과 류머티즘, 혹은 아토피성 피부염과 천식 등 소위 생활습관병이라고 불리는 만성병을 완치하는 것은 힘들다.

그래서 서양의학 이외의 치료법에 관심을 갖게 되었고, 지금까지 전 세계를 돌면서 각지에서 전해지는 전통 치료법을 포함해 각국의 대체 치료법을 배워왔다. 사실은 서양의학의 선진국이라고 할 수 있는 미국에서도 10년 전부터 국가예산을 투입한 국가 수준의 대체치료법에 대한 연구가 진행되고 있는 등 이미 많은 의료 시설에서 대체치료법을 다루고 있다. 많은 의과대학에서도 대체치료법 강좌를 설치해 대학생들이 서양의학과 함께 대체치료법을 배우고 있다.

미국뿐만 아니라 영국에서도 왕실국립 대체 치료법병원이 설립되어 일반인들도 건강보험을 사용해 대체치료법을 받을 수 있게 하고 있다. 일본에서도 대체보완전통치료법회의가 열리는 등 대체치료법에 대한 관심이 높아지고 있으나, 인지도나 의료에 대한 활용이라는 점에서는 미국이나 유럽보다 훨씬 뒤쳐져 있는 것이 실정이다.

그러나 세계적인 대체치료법의 조류는 이미 일본에도 밀려들고 있으며, 의료 현장을 뛰어넘어 국민 스스로가 건강식품 등을 활용해 대체치료법을 실천하고 있다. 그 결과, 의료 현장에 종사하는 의사보다 오히려 환자들이 건강식품이나 기능성식품에 대해 높은 관심을 가지는 이상한 현상도 발생하고 있다.

이것은 일본 의대생들이 영양학을 배우지 않기 때문이기도 하다. 모든 병, 특히 생활습관병은 일상생활 스타일과 밀접한 관계가 있으며, 예방이나 치료에는 식품영양학에 대한 지식이 필수적이다. 그럼에도 불구하고 의학뿐만 아니라 약학 분야에서도 약학식품학이라고 하는 것은 존재하지 않는다.

일본에서 아직 건강식품을 비과학적인 것으로 받아들이는 의사가 많은 것은 이러한 의학계의 분위기가 적지 않은 영향을 미치고 있기 때문이다. 일본 정부를 비롯한 행정 조직의 대응에도 문제는 있겠지만, 의사들의 지식부족이 대체치료법의 발달에 찬물을 끼얹고 있는 것은 확실하다.

일본 대체치료법은 유럽과 미국에 비해 크게 뒤처지고 있지만, 이미 대체치료법으로 병을 고쳤다는 사람도 많이 있다. 게다가 현대의학의 힘을 빌려도 고치기 힘든 병을 치료한 사례도 적지 않아 일본 정부도 의료 현장도 대체치료법을 전혀 무시할 수 없는 상황이다.

이러한 상황 속에서 최근 높은 관심을 받고 있는 것이 건강식품인 수용성 키토산이다. 물론 건강식품을 사용하는 것만이 대체치료법은 아니다. 또 건강식품을 주체로 한 대체치료법도 여러 가지 있다. 그러나 그중에서도 키토산은 생체에 미치는 작용을 포함해 이미 상당한 부분 과학적으로 해명되고 있다.

키토산은 키틴이라고 하는 게 껍질 등에 포함되어 있는 성분을 원료로 만들어진다. 키틴에서 아세틸기(Acetyl Group)를 제거한 것을 키토산이라고 부른다. 키틴은 아세틸 글루코사민, 키토산은 글루코사민이라고 하는 물질이 5,000개 이상 연결된 식물섬유이다.

이전까지 식물섬유라고 하면 체내를 그냥 지나치는 영양가 없는 것이라고 생각해 왔으나, 지금은 식물섬유에는 지방의 흡수를 억제해 비만이나 고지혈증을 예방하는 역할을 하는 것으로 알려져 있다. 또 식물섬유는 장내 세균 중의 비피더스균 등 좋은 균의 먹이가 되어 변의 움직임을 활발히 하거나 대장암을 예방하는 기능도 있다. 그런데 바로 식물섬유인 키토산이 이러한 작용을 한다는 것이다.

또 키토산의 큰 특징 중 하나는 플러스 전기를 띠고 있다는 점이다. 마이너스 혹은 중성 전기를 띠고 있는 식물섬유는 자연계에 수없이 존재하지만, 플러스 전기를 띤 식물섬유는 현재로서 키토산밖에 없다. 몸에 유해한 것 중 대부분은 체내에서 마이너스 전기를 띠고 있기 때문에 플러스 전기를 띠는 키토산이 이것을 흡착해 장에서 흡수되기 전에 변과 함께 체외로 배출해준다.

키토산의 이러한 작용은 지방의 축적을 예방할 뿐만 아니라 지방간과 고지혈증의 개선에도 도움이 된다. 지방의 흡수를 저해해도 단백질의 흡수는 저해하지 않기 때문에 건강한 다이어트를 하는 데 효과적이다.

게다가 암의 치료에서 항암제를 투여하고 있을 때는 항암제의 부작용을 억제하는 작용이 있다. 키토산에는 항암제가 암세포를 공격하는 기능은 그대로 두고 정상세포에 대한 공격을 막는 기능이 있기 때문에 실제적으로 머리카락이 빠지거나, 구토하거나, 체중이 줄거나 하는 부작용이 완화되었다거나, 혹은 전혀 나타나지 않았다고 하는 사례 보고가 잇따르고 있다.

이들 키토산의 작용은 키토산을 저분자화해 체내에 대한 흡수성을 높인 수용성 키토산에서 더욱 현저하게 나타나고 있다. 다만, 키토산과 같은 건강식품을 사용해 병의 회복을 목표로 할 때에는 종합적으로 병에 대한 효과를 확인하면서 진행할 필요가 있기 때문에 대체치료법에 대한 지식이 있는 의사에게 상담하면서 섭취하는 것이 중요하다.

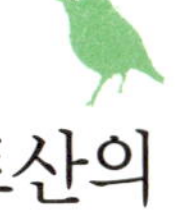

수용성 키토산의
생체조절기능을
목격하다

카야노 스미오 / 히카리가오쿠 클리닉·의학박사

지금으로부터 10년 정도 전, 지인의 남동생이 특발성 심근증이라는 진단을 받아 도쿄 내의 큰 병원에 입원했다. 그러나 아무리 치료를 계속해도 전혀 나아질 징조가 보이지 않았다. 결국 온몸이 붓기 시작하더니 의사들도 치료를 포기해 자택에서 요양하게 됐다. 그러한 동생을 보다 못해 누나인 지인이 나에게 상담을 하러 온 것이었다. 그때 동생은 이미 걷는 것조차 힘든 상황이었다.

그러나 병이 병인만큼 내 병원에서도 어찌할 도리가 없었다. 나도 내심 포기를 생각하고 있던 중 우연히 본 의학 잡지에서 키토산에 대한 기사를 읽게 되었다.

당시 나는 키토산에 대해 전혀 모르는 것은 아니었지만 단순한 건강식품 정도로만 생각했었다. 그러나 기사를 읽자 여러 가지 병상의 개선에도 효과가 있을 것 같다는 느낌이 들었다. 그래서 지인과도 상담한 결과 가능성이 있는 것이라면 모두 해보자는 마음으로 키토산을 시도해보기로 했다.

남동생에게는 정제로 된 키토산을 상당 수 매일 먹게 했다. 그러자 2, 3개월 정도 지났을 때부터 병상에 확실한 변화가 찾아왔다. 붓기가 빠지기 시작하더니 걸을 수 있을 정도까지 회복된 것이다. 그 보고를 받고 솔직히 나도 놀랐다. 게다가 병원에 가서 검사를 해보자 비대해져 있던 심장도 입원 시에 비해 꽤 작아진 것을 알 수 있었다.

나는 그에게 키토산의 섭취량을 늘려볼 것을 권했다. 그도 병상이 확실히 좋아진 것을 실감했었던지 1년 정도 키토산을 꾸준히 먹었다. 그 결과 심장은 정상적인 크기로 돌아왔고 걷기는 물론 뛸 수 있는 상태로 회복됐다.

이것이 나와 키토산과의 첫 만남으로 오랫동안 환자들을 치료해왔던 나에게는 너무나도 충격적인 일이었다. 그 이후 나도 키토산을 매일 복용하기 시작했고 몸에 미치는 여러 가지 작용에 대해 직접 체험하고 있다.

| 의사가 직접 체험한 수용성 키토산의 효과 |

내가 키토산을 먹게 되면서 우선 바뀐 것이 바로 배변 활동이다. 일단 배변 활동이 좋아지면서 변색도 좋아졌다. 배변 활동이 좋아진 것은 아무래도 식물섬유인 키토산의 효능 때문이며, 변의 색은 장내 세균의 균형을 정비하는 작용에 의한 것으로 생각된다. 즉, 비피더스균 등 몸에 좋은 균이 증가해 음식물을 부패시켜 유해물질을 발생시키는 나쁜 균이 줄어들었기 때문이다.

다음으로 느낀 것이 감기에 걸리지 않게 되었다는 점이다. 직업상 환자로부터 감기가 옮는 경우가 많은데 키토산을 섭취하게 되면서부터 감기에 걸리지 않게 되었고, 다소 무리해도 피곤함을 쉽사리 느끼지 않게 되었다.

인간의 몸은 감염증 등을 유발하는 바이러스 등이 들어오면 면역기능이 작용해 그것을 물리치는데, 키토산에는 이 면역기능을 활성화시키는 작용이 있다. 그 결과 감기에 걸리지 않게 된 것이다. 술을 마셔도 뒤끝이 나쁘지 않고 숙취 해소에도 도움이 되었다. 아마도 간 기능이 좋아지면서 알코올 분해 능력이 상승된 것이 아닐까 생각된다.

또 팔에 있던 지방 덩어리가 사라지고, 혀끝에 생겼던 작은 종양이 사라졌다. 혀의 종양은 혹시 설암의 초기 증상일지도 몰라 내심 불안했었지만 곧바로 나았다.

이러한 것은 키토산 이용자에게 종종 일어나는 것으로 체내의 이물질과 유해물질을 체외로 거둬내는 키토산의 작용에 따른 것이다. 특히 저분자화를 통해 체내에 대한 흡수력을 높인 수용성 키토산은 이러한 키토산의 효능을 더욱 극대화하기 때문에 나도 5년 전부터 수용성 키토산으로 교체했다.

또 키토산의 면역기능을 활성화하는 작용과 유해물질을 배출하는 움직임은 암의 예방과 개선에도 효과가가 있는 것은 아닐까 하는 의견이 나오고 있어, 내 환자 중에도 암 치료에 키토산을 이용하는 사람이 있다.

70대의 한 S상결장암환자는 수술로 암을 제거했으나 간장으로 전이되어 의사로부터 길어야 반년이라는 판정을 받았다. 그러나 항암제 치료와 키토산의 병용으로 2년 이상이나 건강하게 살고 있다. 또 말기 위암환자가 키토산으로 4년 이상 생존해 있다는 사례도 있다.

이와 같은 사례를 목격할 때마다 나는 키토산에 오늘날의 의료를 바꿀 수 있는 큰 힘이 있다고 생각한다. 병에 대한 키토산의 효능은 아직 해명되지 않은 부분도 있지만, 천연물질로 만들어진 키토산은 신경계, 호르몬계, 면역계 모두를 활성화시켜 우리의 몸에 원래 있던 자연치유력을 높여줄 가능성이 있다.

그리고 그 이상으로 중요한 것은 키토산으로 병을 고쳤다거나 현대 의학으로도 치료가 불가능하던 암환자가 몇 년이나 더 살았다는 사례가 많다는 것이다. 앞으로 키토산의 연구가 진행되면 관련 메커니즘도 증명되고 효능 범위도 더욱 확대될 것이다.

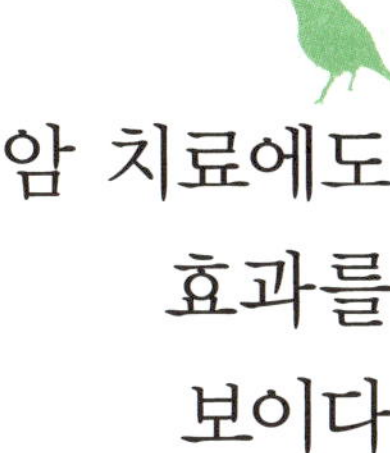

암 치료에도
효과를
보이다

카와키 나리카즈 / 중국 다이롄의과대학 일본분교 교장·이학박사

　나는 일본 도쿄에 있는 중국 다이롄의과대학 및 미국 고든대학의 분교에서 주로 임상을 테마로 연구하고 있다. 예를 들어 에너지의 관점에서 보면 인간의 몸도 이온으로 구성되어 있어 생리활동도 모두 전자의 이동으로 진행되는데, 그 이온 구성을 어떻게 전개하는가에 따라 어떠한 병이 어떻게 치유되는지를 임상학적으로 보기 위한 연구를 하고 있다.

　암을 예로 들자면 암세포는 몸속의 새로운 생물로 성장해 나가는 과정에서 그 부분의 전자 밀도가 급격하게 높아진다. 그 전자 구조는 반드시 몸 전체의 아우라로서 발신된다. 그러면 암에 걸린 사람이 쓴 문자는 건강한 사람이 쓴 문자와는 다른 아우라를 발생시킨다. 그 차이를 읽어내는 것이 가능하다면 암의 성장 과정을 알 수 있고, 암이라면 그 상태도 알 수 있게 되는 것이다.

한편, 전자 구조로 암세포라고 하는 것을 파악했을 경우 새로운 생물인 암세포는 태반과 같은 스트로마(Stroma)가 있어 거기서 암 혈관이라고 할 수 있는 촘촘한 그물망과 같은 것이 펴지게 된다. 그러나 현대의학으로 암세포를 제거하는 경우에는 그 전부를 제거하는 것이 아니다. 소위 암 혈관을 남긴 채 덩어리만을 제거하기 때문에 암이 재발할 수 있는 것이다. 때문에 수술을 했음에도 불구하고 또 항암제를 투여하거나 방사선 치료를 하게 되는 것이다. 즉, 수술을 통해 암세포를 제거한다고 해서 암이 완전히 낫는 것은 아니다.

또 항암제는 암세포를 파괴하지만 동시에 정상적인 세포에도 상처를 입히게 된다. 이를 방지하기 위해 최근에는 자연계의 물질을 이용한 항암제도 나오고 있지만, 항암제를 사용하면 반드시 부작용이 있다는 것을 간과해서는 안 된다.

사실 암의 치료도 몸에 원래 있는 면역력에 모두 맡기는 것이 이상적인 것이다. 만약 적출 수술을 하고 항암제도 사용했다고 하자. 그리고 방사선 치료까지 한 암환자라도 완전히 체내에서 암을 남기지 않기 위해서는 자신의 면역력으로 치료하지 않으면 안 된다. 이러한 의미에서 면역력을 높이는 수용성 키토산의 힘을 결코 무시할 수 없는 것이다.

게다가 키토산을 더욱 저분자화함으로써 체내에 대한 흡수성을 높인 수용성 키토산이라면, 면역력을 높이는 작용뿐만 아니라 세포 그 자체를 활성화하는 움직임과 체내에 축적되는 노폐물과 유해물질을 배출하는 기능 등 기존의 키토산 이상의 효과를 기대할 수 있다. 수용성 키토산이 가지는 다양한 효능은 병으로 힘들어하는 사람들에게 있어서는 말 그대로 구세주가 될 가능성도 크다.

| 이제는 치료하는 시대가 아니라 예방하는 시대 |

앞에서 서술한 대로 암의 치료에서는 환부만을 수술로 제거했다고 하더라도 완치된 것은 아니다. 항암제 등을 사용하면 강한 부작용이 나타날 가능성도 있다. 현대의학의 힘만으로는 완전히 낫는 것이 힘든 병인 것이다.

그러한 난치병은 암뿐만이 아니다. 당뇨병이나 고혈압, 혹은 알레르기성 질환 등 생활습관병이라고 하는 만성병의 대부분도 마찬가지이다. 한편 의학계가 안고 있는 과제로서 의료미스 및 사고와 약의 폐해 문제도 있다. 최근 의료미스에 따른 환자의 사망 사고와 수많은 부작용 문제가 환자와 그 가족들을 불안으로 밀어 넣고 있다.

이러한 현대의학·의료에 대한 환자들의 불신감이 높아지면 앞으로의 의학계는 치료의학에서 건강관리를 중심으로 하는 예방의학의 시대로 이행될 것으로 보인다.

이미 미국에서는 지금까지의 조기 발견 및 조기 치료를 목표로 하는 움직임이 시작되어 예방의학에 중점을 둔 의학에 주력하고 있다. 일본도 미국을 뒤따를 것으로 예상되고 있는 가운데 우리는 수용성 키토산과 같은 기능성식품에 관심을 가질 필요가 있다.

우리들은 대기오염과 농약, 식품첨가물을 비롯해 병을 유발할 가능성이 있는 화학물질을 매일 몸 안으로 집어넣고 있다. 수용성 키

토산은 이러한 화학물질과 중금속 등을 체내에 흡수되기 전에 흡
착해 체외로 배출한다. 또 키토산은 장내 세균의 균형을 취하기도
한다. 건강을 유지함에 있어 장내 세균이라고 하는 것은 아주 중요
한 역할을 담당하고 있다. 소위 나쁜 균이 증가하면 대장암 등에
걸리기 쉬운데 키토산은 이러한 나쁜 균을 줄이고 건강에 필수적
인 좋은 균을 늘린다.

치료의학에서 예방의학으로 의학·의료 환경이 바뀌고 있는 가운
데 다양한 효능을 지닌 수용성 키토산의 역할은 더욱 중요시 될 것
으로 보인다.

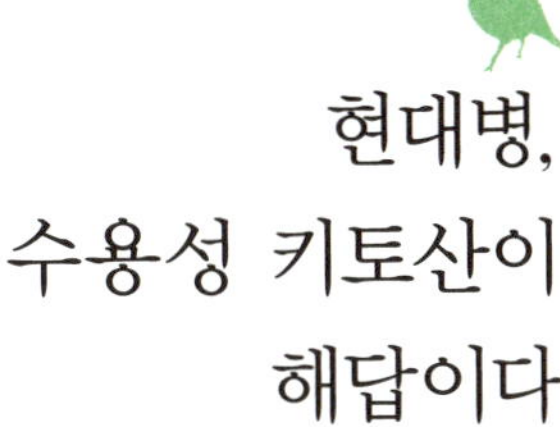

현대병,
수용성 키토산이
해답이다

쿠고 하루히코 / 일본 건강과학연구소 소장·약학박사

의학·의료 기술이 진보하면서 의료 환경도 나날이 발전하고 있는데 어째서 생활습관병을 비롯한 만성병은 증가하고 있는 것일까? 1970년대 이미 미국에서는 이러한 문제에 대해 현대병을 의문시하는 목소리가 등장하기 시작했다. 그 계기가 된 것이 바로 '맥거번 리포트'라고 하는 것이다.

당시 미국 상원의원이었던 맥거번은 이 리포트를 통해 만성병 환자가 증가하고 있는 이유가 미국인의 식생활과 스트레스, 운동 부족, 환경오염 등 생활 습관과 환경문제 때문이라고 지적했다. 우선 다양한 병을 야기하고 있는 이유로 비만이 있고, 그 원인은 칼로리가 높은 식생활에 있다고 했다. 이와 동시에 비타민과 미네랄의 부족이 만성병을 일으킨다고 설명했다.

예를 들어 만성병을 일으키는 원인 중 하나로 활성산소의 움직임이 있다. 우리는 공기 중의 산소를 체내에 흡수하고 그것을 이용해 에너지를 만들고 있는데, 그 과정에서 흡수한 산소의 2~4%가 활성이 강한 산소가 된다. 이 활성산소가 세포를 노화시키는 등 체내에서 나쁘게 작용하기 때문에 이것이 증가하면 다양한 병을 유발하는 원인이 된다. 실제로 생활습관병의 90%는 어떤 형태로든 활성산소와 관계되고 있는 것으로 알려져 있다.

그러나 인간의 몸에는 이 활성산소를 없애는 장치가 있다. 그 중심적 역할을 담당하고 있는 것이 과산화물제거효소(Superoxide Dismutase)와 카탈라아제(Catalase), 글루타티온과산화효소(Glutathione Peroxidase) 등으로 불리는 효소들이다. 그리고 이들 효소의 작용을 돕고 있는 것이 아연과 동, 망간, 셀륨 등의 미네랄이다. 미네랄은 야채에도 포함되어 있지만 화학비료를 대량으로 사용하게 되면서 작물에 포함된 미네랄의 양이 줄어들어 우리 몸은 미네랄 부족에 빠지게 되었다.

미네랄은 자율신경 등의 정상적인 활동에 없어서는 안 되는 물질이다. 소위 자율신경실조증이라고 하는 증상이 쉽게 발생하게 되면서 몸의 면역력도 떨어지게 된다. 미네랄이 결핍되면 활성산소를 없애는 효소의 움직임이 약해지고 그 결과 체내의 활성산소가 점점 증가하는 것이다.

그리고 그것에 박차를 가하는 것이 스트레스이다. 스트레스는 활성산소를 발생시키는 원인이 된다. 또 운동부족은 심장의 기능을 저하시킬 뿐 아니라 당뇨병과 슬관절증이라는 병을 야기하는 큰 원인이 되기도 한다. 뿐만 아니라 대기오염과 농약, 식품에 포함된 첨가물을 비롯한 화학물질이 우리들의 몸을 침식하고 있다.

그러나 지금까지의 의학은 현대인을 둘러싼 이러한 환경과 생활습관에는 전혀 눈길도 주지 않았다. 즉, 만성병이라고 하는 현대병의 대부분이 세균과 바이러스의 감염 등에 따라 발생하는 것이 아니라 현대인의 생활 스타일에 근거하는 것으로, 병원 약으로 고칠 수 없는 병이 증가하고 있는 원인도 바로 여기에 있다고 할 수 있다.

| 수용성 키토산, 대체의료법으로 주목받다! |

의사가 환자의 나쁜 부분밖에 진단하지 않는 것이 지금까지의 의료법이었다. 심장이 안 좋으면 심장을 진단하는, 한마디로 국부적인 치료인 것이다. 이에 따라 진통제도 아픔을 없애기 위한 목적으로만 사용된다.

예를 들어 미국은 변형성 슬관절증 등 무릎에 대한 병을 앓고 있는 사람이 8,000만 명 이상에 달하는 것으로 알려져 있다. 병원에 가서 무릎이 아프다고 해도 진통제를 사용한다. 그러나 결과적으로 10만 명의 사람이 입원을 하고 1만 6,000여 명의 사람이 죽는다고 한다. 이것은 생활습관병을 비롯한 만성병 환자 중에서 병 그 자체의 영향이 아니라 약의 영향으로 목숨을 잃는 사람이 많을 가능성이 있다는 것을 의미한다. 또 의료미스의 문제도 있다. 미국에서는 교통사고로 죽는 사람보다 의료미스로 죽는 사람이 많다고 한다.

이에 따라 현대의학·의약에 대한 신뢰감이 흔들리면서 의료방법을 재검토한다는 움직임이 활발해지고 있다. 이러한 흐름 속에서 국민들의 지지를 얻어 온 것이 바로 대체의료이다.

대체의료의 기본적인 이념은 사람의 몸에 있는 자연치유력을 강화한다는 것이다. 천연물질 중에도 약과 닮은 효과를 발휘하는 것이 있으며 현재 병의 치료에 도움이 되는 성분도 다수 발견되고 있다. 그러한 것까지 포함해 적극적으로 의료에 도입하려고 하는 것이 대체의료로 최근 특히 그중에서도 주목을 받고 있는 것이 키토산이다.

특히 원래 몸에 흡수되기 힘든 키토산을 저분자화해 몸에 흡수되기 쉽게 한 것이 수용성 키토산인데, 수용성 키토산의 다양한 기능은 대체의료라고 하는 입장에서는 이상적인 천연물질이라고 할 수 있다. 기존의 의료방식이 재검토되고 있는 가운데 키토산의 연구가 진행됨에 따라 과학적 분석 결과도 잇따라 나오고 있어 앞으로 더욱 주목받는 존재가 될 것으로 보인다.

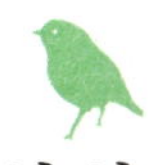

수용성 키토산의
그 끝없는
가능성

토쿠라 세이이치 / 간사이대학 교수·이학박사

나는 키토산이 가진 면역과의 관계성과 독성을 비롯해 키토산이 생체에 미치는 작용 등에 대해 기초적인 연구를 진행하고 있다.

키토산의 연구는 지금으로부터 50년 전으로 올라간다. 당시 구소 련과 유럽 중부의 리히텐슈타인이 합동으로 키토산에 방사성 물질을 흡착하는 작용이 있는 것은 아닌가 하여 연구를 시작했다. 일본에서는 1982년에 삿포로에서 '제2회 키틴·키토산 국제회의'가 열린 것을 계기로 같은 해 정부가 시작한 '미사용 생물자원·바이오매스'연구를 통해 키토산의 본격적인 기초연구를 시작하게 됐다. 즉, 처음에는 자원의 유효 활용을 목적으로 했던 것이다.

그 결과 그때까지 단순한 쓰레기에 불과했던 게 껍질에서 인류에 큰 은혜를 가져다줄 수 있는 가능성을 발견했다. 식품폐기물에 많이 포함되어 있는 게와 새우 등의 갑각류의 키틴을 화학처리한 키토산이 수질오염과 응집제로서 이용될 수 있다는 점이 밝혀진 것이다.

키토산의 연구가 주목받기 시작한 것은 그 이후부터이다. 독성이 없고 동물 체내에서 분해된다는 점이 다기능성 의료 소재로 주목받으면서 그 분야에서의 연구가 활발해졌다.

인간이 먹거나, 바르면 병을 치료할 수 있을 가능성도 크지만 아쉽게도 현재 키토산의 연구 수준은 이에 못 미치고 있는 것이 실정이다. 키토산으로 여러 가지 병이 나았다고 하는 사례는 지금까지 셀 수 없을 정도로 많다. 그러나 그것이 키토산의 효과에 따른 것이라고 하는 것은 앞으로 과학적으로 증명해 나가야 할 부분이다.

| 무한한 가능성을 갖추고 있는 키토산 |

키토산이 인체에 건강을 가져다주는 여러 가지 효능이 있다는 것은 분명 틀림없는 사실이다. 다만, 키토산은 '암 치료에 효과가 있다', 혹은 '세균의 침입을 억제하는 효과가 있다'고 하는 효능을 증명하기 위해서는 이를 뒷받침하는 데이터가 완전히 갖추어져야 한다.

또 만약 특정 병에 대한 효과가 밝혀진다면 키토산을 투여할 때에도 제대로 조절해야 할 필요가 있다. 얼마 정도의 약을 투여하면 얼마의 효과를 얻을 수 있는지에 대한 데이터가 없으면 과학으로서 성립되지 않기 때문이다.

키토산에 암 전이를 일정 수준 억제할 수 있는 작용이 있다는 것은 이미 밝혀진 사실이다. 암 전이는 혈관 속에 들어간 암세포가 다른 장소에서 혈관 내벽에 부착해 그것을 찢고 조직 내부로 들어가서 증식하는 것이다. 반대로 보면 침입을 억제하는 저해제를 사용하면 암의 전이를 억제할 수 있다.

이러한 측면에서 여러 가지 약이 개발되고 있는데, 키토산을 황산화한 것을 사용하면 85% 정도의 비율로 효과가 나타난다. 다만, 암세포 그 자체가 사라져 버리는 것은 아니다. 암세포의 성장은 멈추지 않는다는 부분을 제대로 이해해둘 필요가 있다.

그런데 암이 악화되어 의사도 포기한 환자가 키토산을 먹고 나았다고 하는 사례는 너무나도 많다. 이러한 사례는 지금 과학적으로 설명할 수는 없다. 어떻게 나았는지는 알 수 없기 때문이다. 그러나 그러한 사실이 있다면 키토산은 암에 효과가 있다고 하는 점만이 클로즈업된다. 아직 그 메커니즘도 알지 못했는데 말이다.

메커니즘을 모르면 만에 하나 질이 나쁜 키토산이 시장에 나와도 구분할 수가 없다. 그러면 다양한 가능성이 있는 키토산의 연구도 위험에 처할 가능성이 있다. 실제로 키토산 붐에 편승해 원료와 성분도 확실치 않은 것이 시장에 나돈 적도 있다.

건강을 위해 키토산을 사용하는 것은 괜찮다고 본다. 다만, 키토산의 연구에 종사하는 사람 중 하나로서 키토산이 잘못 이해되어 그 무한한 가능성까지 사라지는 일은 없었으면 한다.

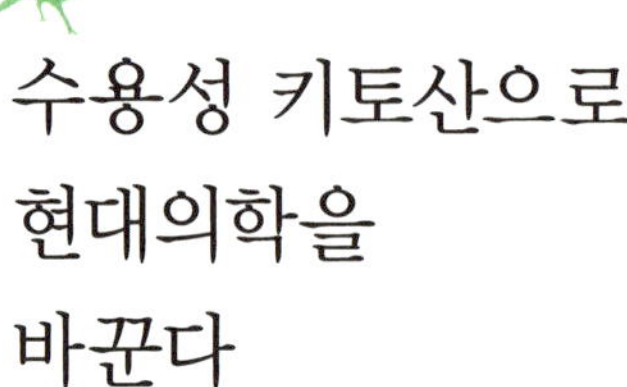

수용성 키토산으로
현대의학을
바꾼다

나카키와라 카즈히로 / 나카이역전 클리닉 원장

나는 의사가 된 이후 줄곧 홀리스틱 의료에 큰 관심을 가지고 서양의학과 함께 생약 및 뜸 등 동양의학적인 치료법과 기능성식품이라고 하는 건강식품을 추가해 치료해 왔다. 환자 중에는 암인 사람도 있고 당뇨병이나 아토피성 피부염 등 현재 의학으로는 고치기 힘든 병을 앓는 사람도 많이 있다. 그러나 그중에는 서양의학적인 치료를 거부하고 건강식품을 사용해 고치려는 사람도 적지 않다.

그 이유를 물어보면 거기에는 서양의학적인 치료법에 대한 불만, 불신감이 있음을 알 수 있다. 예를 들어 아토피성 피부염이라면 스테로이드에 대한 문제를 의사들이 설명해주지도 않은 채 바로 사용해버리기 때문에 치료는커녕 오히려 상황이 악화된다는 것이다.

암에서도 부작용이 있다는 점을 알면서도 사용한다. 원래 항암제는 암의 종류에 따라 효과의 유무가 나눠지지만, 특히 일본의 경우에는 일단 사용하고 보자는 경우가 많다. 그 결과 효과에 비해서는 강한 부작용이 발생하는 사태가 일어나게 된다. 그러면 부작용에 대한 공포만이 남게 되어 약을 사용하는 것을 거부하는 환자가 나오는 것이다.

인간의 몸이라고 하는 것은 아주 복잡하게 여러 가지 요소가 얽매어져 하나의 몸을 이루는 것이다. 어디 한 부분을 설명하려고 해도 하나의 메커니즘만으로는 설명하지 못하는 것이 일반적이다. 병도 마찬가지이다. 거기에는 여러 가지 원인이 있기 때문이다.

그러나 서양의학이라고 하는 것은 그러한 병을 하나로 묶어 설명하려고 한다. 거기에 큰 함정이 있다. 결국, 하나의 이론으로 설명하지 못하니까 그럴듯한 논리만 펼치게 되는 것이다. 면역도 마찬가지다. 여러 가지 논리, 이론이 많이 나오고 있다. 아토피성 피부염과 같은 병도 설명하지 못하고 점점 이론이 뒤바뀌게 된다. 그래서 지금도 해명해 내지 못하고 있는 것이다.

병의 치료에는 어느 이론이 맞는지를 생각하는 것보다 몸 전체의 균형을 생각하고 접근하는 것이 필요하다. 즉, 이것이 동양의학적인 발상이고 대체의료적인 사고방식인 것이다.

다만 이러한 사고방식은 서양의학을 부정하는 것은 아니다. 몸 전체의 균형을 생각하거나, 좋다고 하는 모든 것을 사용하면 되는 것이다. 건강식품을 사용해 병의 개선에 도움이 되려고 할 때에도 서양의학적 치료를 동시에 진행하면 된다.

내 환자 중에도 건강식품을 사용해 병을 개선하거나 나았다고 하는 사례는 많다. 그중에서도 수용성 키토산의 다양한 효능은 다른 건강식품에 비해서도 확실한 차이를 보이고 있다.

백혈병을 몇 년간 앓고 있는 60대의 한 여성은 항암제를 사용하지 않고 수용성 키토산을 매일 60알씩 복용해 3년이나 현재의 상태를 유지하고 있다. 백혈병 환자가 현재 상태를 유지하고 있는 것은 획기적인 일이라고 할 수 있다. 또 50대의 류머티즘 환자는 평소에 스테로이드제와 면역억제제를 사용하지 않고, 수용성 키토산만으로 통증 등을 억제하고 있다. 부작용이 심한 스테로이드제를 사용하지 않는다는 것은 환자에게 큰 장점이 된다.

이렇게 많은 의료 관계자들이 수용성 키토산에 주목하는 또 하나의 이유는 과학적 근거에 있다. 건강식품으로 이용되기 이전부터 폭 넓은 분야에서 연구되어 온 키토산은 최근 그 효능에 대한 수많은 데이터가 학회 등을 통해 발표되고 있다.

예를 들어 수용성 키토산에 혈액 중의 콜레스테롤과 중성지방을 제거하는 움직임이 있는 것은 유명한 사실이다. 이것은 키토산이 지방에 붙어 그것을 체외로 운반해 주는 작용에 따른 것이다. 게다가 강력한 플러스 이온 효과로 마이너스 전기를 띠는 LDL 콜레스테롤을 흡착, 제거해 준다. 이처럼 몸에 나쁜 것과 좋은 것을 구분해 주는 것도 천연물질인 키토산의 큰 특징이다.

나도 고지혈증이 있어 사용해 보았는데 혈액 중의 콜레스테롤 수치가 내려가는 등 효과는 확실히 나타났다. 키토산의 이러한 효능은 저분자화된 수용성 키토산에서 더욱 높게 나타난다.

또 지금까지의 여러 가지 실험 결과로부터 혈압과 혈당치를 내리거나 면역력을 높이는 것으로 밝혀졌다. 수용성 키토산의 면역 향상 작용은 암의 진행을 저지하거나 전이를 막음에 있어서도 중요한 역할을 한다. 게다가 암을 치료할 때 항암제와 수용성 키토산을 병용하면 항암제의 부작용이 줄어든다고 한다. 그 메커니즘에 대해서는 아직 해명되지 않았으나, 내 경험상으로 보아 항암제뿐만 아니라 아토피성 피부염도 약과 함께 수용성 키토산을 사용하면 부작용이 완화되는 것으로 보인다.

이것들은 수용성 키토산이 가지는 효능의 일부에 지나지 않는다. 이것만으로도 고지혈증과 고혈압, 당뇨병, 암뿐만 아니라 고혈압이 계기가 되어 발생하는 동맥경화와 심장병, 뇌출혈 등의 예방 및 개선에 효과가 있다.

이러한 현대병의 대부분을 커버할 수 있는 수용성 키토산은 지금의 서양의학적 치료법을 크게 바꿀 가능성을 가지고 있다. 다른 치료법과 조합함으로써 보다 우리 몸에 효과적으로 사용할 수 있는 치료법을 탄생시킬 가능성을 품고 있는 것이다.

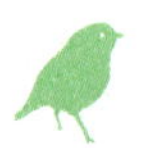

건강한 몸 만들기에
효과적인
수용성 키토산

하나키 히데아키 / 키타사토대학 의학부 강사·의학박사

나는 세균학이 전공이지만 키토산에 흥미를 가지게 된 것은 그것이 가진 항균활성이 계기였다. 여러 가지 조사를 하면서 키토산에는 다른 물질에서는 볼 수 없는 여러 가지 특성이 있다는 사실을 알게 되었다.

다만, 키토산에는 의약품과 같은 병에 대한 극적인 효과는 없는 것으로 생각된다. 분명 키토산에는 다양한 작용이 많이 있는 것으로 추측된다. 지금까지의 연구 성과만으로 본다면 병을 치유한다고 하기 보다는 오히려 몸의 자연치유력을 높이는 효과가 있다고 할 수 있을 것이다. 그러나 병을 만들지 않기 위해 활용한다는 면에서 본다면 아주 유효한 물질이 될 것은 분명하다.

그중에서도 장내에서 지방을 잡아 배출하는 작용은 튼튼한 몸을 만들기 위한 중요한 기능이라고 할 수 있다. 지방은 고분자 기름이기 때문에 흡수하기 위해서는 저분자로 만들 필요가 있다. 저분자화에는 지방을 분해하는 효소인 리파아제가 움직이는데, 리파아제가 고분자 지방을 가위처럼 절단해 저분자로 만드는 것이다.

지방을 화합물로서 본다면 그 표면은 마이너스 전기를 띠고 있다. 반면 키토산은 플러스 전기를 띠고 있기 때문에 지방과 키토산을 혼합하면 지방 주위에 키토산이 붙게 된다. 한마디로 지방이 키토산이라고 하는 갑옷을 입게 되는 것이다. 이 상태에서는 리파아제가 지방을 절단하는 것이 불가능해지므로 지방의 저분자화는 발생하지 않는다. 저분자화가 일어나지 않으면 흡수될 일도 없고 그 결과 체내의 콜레스테롤이 내려가면서 비만, 고혈압, 심장병 등도 방지할 수 있다.

이와 같은 키토산의 지방에 대한 작용은 이미 증명되어 있다. 지방산에 키토산을 넣으면 플러스와 마이너스가 결합해 끈적한 물질로 바뀐다. 다만 이것만으로는 변비가 될 가능성이 있다. 점성이 강한 지방의 덩어리를 그대로 장에 남겨두게 되기 때문에 장내 세균의 밸런스가 무너지면서 피부가 안 좋아지거나 나쁜 균이 배출하는 유해물질에 따라 혈액도 더러워지게 된다. 이 같은 경우에는 우콘이나 질경이 등의 식물섬유를 풍부하게 포함한 식품을 병용하면 좋을 것이다.

키토산은 이외에도 다방면에서 우리의 건강에 도움이 될 것으로 생각된다. 예를 들어 세균학이라는 관점에서 보면 그 항균활성을 활용해 구강 내의 케어에 활용할 수 있다. 키토산을 치아와 잇몸에 바르거나 키토산 용액, 혹은 치약 속에 섞어 사용함으로써 치조농루 등과 같은 입 속의 병을 예방할 수 있을 것으로 예측된다.

입 속은 우리들이 생각하는 것 이상으로 세균이 많은 곳이다. 특히 나이가 들수록 침의 양도 적어지고 입 속에 곰팡이가 있는 사람도 많다. 이를 방치하면 감염증 등을 초래할 가능성도 있다. 입 속에서의 효과를 생각하면 키토산의 농도, 양, 혹은 맛 등을 조절할 필요가 있지만 구강 내를 케어하는 물질로서 이용할 수 있는 가능성은 아주 크다.

또한 최근 문제시되고 있는 의료시설 내에서의 감염, 소위 병원 내 감염을 예방하는 데에도 활용할 수 있다. 병원 내 감염 중 가장 많이 발생하는 것이 인큐베이터 속에 있는 미숙아들이다. 자주 있는 것은 배꼽 부분에서 감염되어 독소가 몸속으로 퍼져 발병하는 것이다.

걸을 수 없는 아기가 병실이나 병원 내를 다니는 것도 아닌데 감염되는 것이 이상하다고 생각할 수도 있지만, 그 원인은 병원에서 일하는 의료 종사자들에게서 찾을 수 있다. 그 최대의 원인은 손을 잘 씻지 않는다는 것이다. 세균이 묻은 손으로 저항력이 없는 아기를 만지기 때문이다. 손을 씻으면 거칠어지기 때문에 아무래도 거칠어진 부분으로 균이 들어가기 쉬워진다.

키토산 그 자체는 무해한데다가 항균작용이 있고 또 피부를 코팅
해 주는 작용을 하기 때문에 병원 내 감염대책에는 최고의 물질이
라고 할 수 있다.

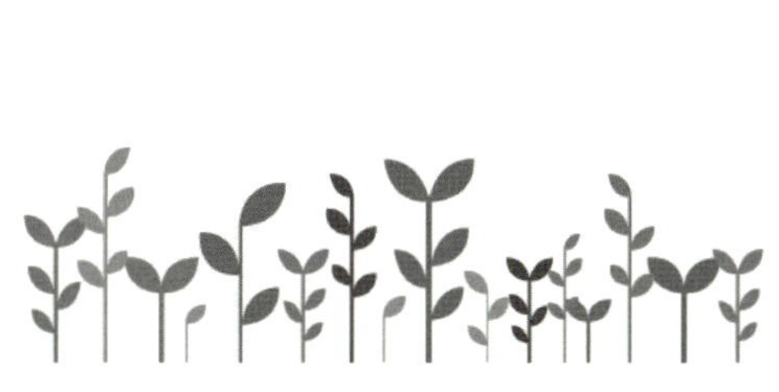

천연물질이기 때문에
가능한 수용성 키토산의
다양한 효능

히가시야마 아키노리 / A·H옵셔널치료연구소 대표·의사·의학박사

내 전공은 일반외과·위장과외과로 현재도 위장외과에서 서양의학적인 검사와 치료, 수술을 하고 있다. A·H옵셔널치료연구소에서는 주로 환자로부터 상담을 받거나 자연의료의 소개 및 검사 등을 진행하고 있고, 그중에는 자연치료법과 대체의료법도 포함하고 있다. 일본에서는 비교적 새로운 의료 분야이기 때문에 3년 동안 캐나다와 미국에서 공부한 후 지금은 그것을 일본인에게 맞는 치료법으로 바꿔 대응하고 있다.

북미와 유럽에는 여러 가지 자연치료가 있다. 허브와 비타민, 미네랄 등을 사용하거나 그 외에도 다양한 치료법이 있다. 당연히 환자들은 일반 병원에도 다니고 있기 때문에 그 곳의 서양의학적인 치료법과 자연의료를 어떻게 조화시킬지가 포인트가 되고 있다. 만약 항암제를 사용한다면 그 부작용을 어떻게 완화시킬 수 있을 것인가, 혹은 상승효과로 치료법의 효과를 늘리기 위해 어떤 방법이 좋을지를 연구하고 있다.

내가 공부한 곳에서도 인디언들이 사용하던 허브티와 버섯을 사용하고 들어본 적도 없는 천연물질을 다수 사용하고 있었다. 그중에서도 자주 접하는 것이 수용성 키토산이었다.

내가 수용성 키토산의 작용 중에서 우선 주목한 것이 킬레이트 작용(Chelate, 두 자리 이상의 리간드가 중심 금속 원자와 결합하여 고리 모양을 이룬 착화합물)이라고 하는 것이다. 몸에 해가 가는 것, 필요 없는 것을 흡착해 체외로 배출하는 작용으로, 특히 체내 흡수율이 높은 수용성 키토산에는 소화관내 뿐만 아니라 체내에 있는 필요 없는 것까지 제거하는 작용을 기대할 수 있다.

또한 수용성 키토산의 킬레이트 작용은 고혈압의 개선에도 기여한다. 일본인에게 고혈압이 많은 것은 염분을 너무 많이 섭취하기 때문으로, 그 원인은 소금의 염소에 있다. 그런데 수용성 키토산이 이 염소를 제거해 주는 것이다. 염소는 특히 확장기 혈압을 올려주기 때문에 수용성 키토산을 이용하면 확장기 혈압을 내릴 수 있다.

| 암 억제에 수용성 키토산이 효과적이다 |

내가 처음으로 키토산을 본 것은 지금으로부터 8년 정도 전으로 거슬러 올라간다. 당시 내가 근무하던 병원에는 화상 전문과가 있었는데 그 곳에서 키토산을 사용하고 있었다. 화상으로 피부를 잃은 부분에 키틴·키토산을 넣은 것을 발라 피부 재생 속도를 빠르게 만들었다. 키토산에는 항균작용도 있기 때문에 세균 등의 감염에도 강하다.

수용성 키토산에는 이러한 킬레이트 작용 외에 암 억제 작용이 있어 많은 의료 관계자들이 주목하고 있다.

그 예로 수용성 키토산은 대식세포와 NK세포를 활성화시켜 면역력을 높인다. 수용성 키토산이 체내에 흡수되면 백혈구의 일종인 대식세포가 그것에 달라붙게 되는데 그러면 대식세포에서 다른 백혈구의 기능을 높이는 '인터류킨(Interleukin)'이라는 물질이 분비된다. 즉, 키토산이 들어옴으로써 대식세포가 활성화되어 결과적으로 대식세포를 비롯해 백혈구의 암세포에 대한 공격력도 증가하는 것이다.

또한 수용성 키토산은 암의 전이에 대해서도 힘을 발휘하는 것으로 알려져 있다. 암이 전이하는 것은 한 장소에 살고 있던 암세포가 떨어져 나와 그것이 혈류를 타고 혈관 벽의 표면의 접착 수용체에 달라붙기 때문이다. 거기에서 암세포가 조직 내로 들어가 다시 증식함으로써 전이가 발생한다. 키토산이 암의 전이를 막아주는 것은 암세포가 혈관 벽의 접착 수용체에 달라붙기 전에 키토산이 거기에 달라붙어버리기 때문인 것으로 보인다. 즉 암세포를 차로 본다면 그 차가 주차하는 장소를 막아버리는 것이다.

나에게도 암환자, 특히 말기암으로 병원에서도 손을 놓은 환자들이 상담을 하러 온다. 그중에는 스스로 수용성 키토산을 가지고 와서는 암에 효과가 있는지를 물어보기도 한다. 그만큼 암환자들이 키토산에 거는 기대는 크다.

앞으로 연구가 진행되면 수용성 키토산을 다른 자연의료와 조합해 보다 효과적으로 암 억제 작용을 이끌어낼 수 있을지도 모른다. 또 수용성 키토산을 어떠한 항마제와 조합하면 양쪽의 작용을 손해 없이 최대한으로 활용할 수 있을지, 항암제의 부작용을 경감시킬 수 있는지 등도 알 수 있게 될 것이다. 이렇듯 자연의료 분야에서도 천연물질인 수용성 키토산의 역할은 더욱 커질 것으로 기대한다.

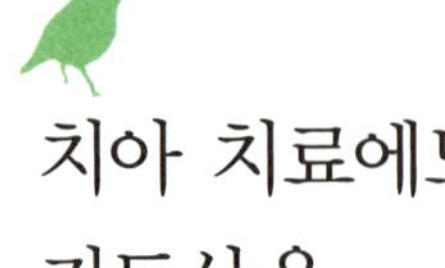

치아 치료에도
키토산을
이용할 수 있다

히라카와 미쓰히사 / 히라카와치과병원 원장·치의학박사

나는 치과의사로서 충치와 치주염의 치료에도 수용성 키토산이 큰 도움을 줄 것이라고 생각한다.

내가 키토산에 흥미를 가지게 된 것은 7년 전으로 한 동물 실험을 통한 보고서를 본 것이 계기였다. 개의 힘줄을 잘라내고 그 대신 키토산섬유의 힘줄을 심자 신경세포까지 연결되었다는 내용이었다.

그것을 본 순간, 나는 치아 치료에도 수용성 키토산을 사용할 수 있겠다고 생각했다. 치료에서 치아의 신경을 제거할 때에는 신경을 모두 제거하는 것이 아니라 일부분을 남긴다. 그러나 몇 년 정도가 지나면 치아 속에 남아있는 일부 신경이 죽는 경우가 발생한다. 원래는 자연적으로 치유되어야 하지만, 치아 뿌리에 작은 융기처럼 생기는 농포 등이 생기기도 한다.

나는 이 치료에 키토산을 사용할 수 있을지를 연구했다. 키토산에는 살균 및 항균작용과 지혈작용도 있다. 때문에 키토산으로 남은 신경을 보다 활성화하는 것이 가능하지 않을까 하는 직감이 들었다.

키토산은 독성도 부작용도 없을 뿐더러 인간에 해가 되는 물질을 순간적으로 흡착하는 작용이 있기 때문에 감염 치료에서 살균이나 오물을 제거하는 데에도 도움이 될 것으로 보인다. 또 치과에서는 발치한 후에 키토산을 사용함으로써 상처를 빨리 낫게 해 잇몸 재생에 도움을 줄 수 있을 것으로 보인다. 키토산의 항균작용은 치주병인 치조농루 등의 예방 및 개선에도 그 효과를 기대할 수 있다. 아마 키토산의 용액으로 양치질을 하는 것만으로 충치·치주염 등의 예방도 가능할 것으로 판단된다.

실제로 치주농루의 잇몸 재생 등에 대해서는 이미 치대에서의 연구 보고서도 나왔다. 다만, 키토산은 키토산 봉합실·인구피부 이외는 치료약 등으로서 의료 허가를 받은 것이 아니기 때문에 아직 실제로 치료에 사용하는 경우는 없다. 그러나 치과의 분야에서는 다양하게 사용할 수 있을 것으로 보인다.

실제로 내 잇몸이 헐었을 때 키토산으로 실험을 한 적이 있다. 염증을 막는 내복약 등을 일절 복용하지 않고 키토산 분말을 바셀린에 섞어 환부에 바르자 곧 통증도 사라지고 잇몸도 완치되었다.

이처럼 수용성 키토산은 구내염에도 효과가 있음을 알 수 있다.

구내염은 구강점막에서 일어나는 일종의 진균증(곰팡이에 의해 일어나는 병)으로 통증이 꽤 심하지만, 키토산 분말을 환부에 바르고 코팅함으로써 자극과 통증도 없어지고 치료도 빠르다고 한다.

다른 의료분야에서도 마찬가지겠지만 치과에서도 치료에 사용할 수 있게 되기 위해서는 동물실험이나 임상실험을 통한 방대한 데이터의 축적이 필요하다. 그러한 실험은 대학병원과 연구기관이 아니면 안 된다. 환자의 치료에 임하는 자로서 아주 안타깝지만, 의료현장에서 키토산이 본격적으로 사용되기까지는 아직 시간이 필요할 것으로 보인다.

환자의 치료를 목적으로 사용하는 것은 아직 불가능하지만 나는 현재 병원 내의 다양한 방면에서 키토산을 활용하고 있다. 예를 들어 치과의는 환자들을 치료할 때마다 몇 번이나 손을 씻어야 한다. 게다가 반드시 소독액을 사용하기 때문에 손이 많이 상하는 직업이다. 그러면서 손끝이 상해 감각이 나빠지고 치료에도 지장이 나타나게 된다. 또 손끝에 약이나 비누 등이 달라붙기가 쉽다. 그러나 손을 씻은 후에 키토산 용액을 두세 방울 정도 바르면 신기할 정도로 이물질이 부착되지 않는다.

또한 치아 치료에 사용하는 금속 등을 연마할 때 그 찌꺼기가 손끝의 지문이나 손톱 사이에 들어가 좀처럼 빠지지 않는 경우가 있는데 그런 때에도 키토산을 바르면 찌꺼기가 잘 붙지 않는다. 특히 키토산은 원래 몸에 무해한 것이기 때문에 안심하고 사용할 수 있다.

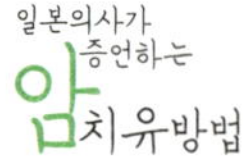

이전에 지인에게 허가를 받고 치석 제거에 키토산을 사용해 본 적이 있다. 치아를 닦는 연마제 속에 키토산을 넣어 닦아보니 치아의 이물질도 잘 제거되고 산화된 금속의 피막도 깔끔하게 제거됐다.

입은 건강의 지침이라고 할 수 있다. 입 속은 그다지 타인에게 보여주는 일이 없고 스스로도 보기 힘들어 생각보다 의외로 더러운 곳이다. 특히 치경부와 치아 표면에는 음식물 찌꺼기와 담뱃진 등 여러 가지의 것이 부착된다. 키토산은 이러한 입 속의 쓰레기와 오염물질을 제거하고 입 속 전체를 청결하게 유지하게 하는 데 효과가 있다.

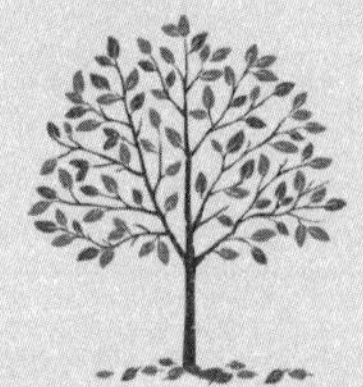

05

항암제의 부작용을 경감하고 치료를
가능케 한 수용성 키토산

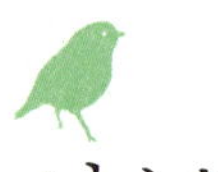

난소암 시한부에서
살아났다

나카오 나오토씨(카나가와 거주 / 55세 / 자영업)

아내는 50세가 넘어가자 어깨 결림, 두통, 변비, 요통 등 이상 증세가 나타나기 시작했다. 나와 아내는 그냥 갱년기 증상이라고만 생각했다. 그러다가 작년 2월부터 요통이 심해지더니 구토까지 나왔다. 이튿날 아침, 곧바로 내과에서 진찰을 받았는데 원인을 확실히 알 수 없다는 말을 들었다. 좌약을 사용해서 통증은 완화되었지만, 그 약이 없으면 다시 통증이 심해져 다른 병원에서 진찰을 받기로 했다. 신장에 부은 부분이 있다는 진단을 받고 진통제를 복용했지만 단순한 요통이 아닌 것 같아 결국 대학병원에서 정밀검사를 받아보기로 했다.

대학병원의 CT스캔에서는 난소 종양이 있는 것으로 나타났고, 초음파, MRI 등의 검사를 통해 악성 난소 종양(난세포암)일 가능성이 농후해졌다. 4월에 시험적으로 개복 수술을 받았는데 왼쪽 난소에 종양이 인정되었을 뿐만 아니라, 종양은 대장, 소장에 유착(癒着)한 것으로 나타났다.

종양 마커 CA125가 7,000이 되었고, 최종적으로 장폐색을 일으키게 되어 시한부 2개월이라는 판정을 받았다. 담당의사는 절제 불가능하다고 진단하여 그대로 닫고 CEP화학요법, 항암제 치료를 제안했다.

이 진단을 받은 후, 아내는 절망적인 상태에 빠져 먹을 수도 없게 되었고, 몸 상태도 극단적으로 약해지면서 암 치료도 받지 않게 되었다. 그때 친구가 문병을 오면서 수용성 키토산과 그것에 관한 책을 선물해 주었다. 친구는 수용성 키토산의 효능에 대해 설명해주면서 여러 암환자가 암을 극복했다는 이야기와 식생활 습관과 병에 대해서 이야기해 주었다. 그런 이야기를 듣자 아내와 나는 살고 싶다는 마음이 너무나도 간절해졌다.

그래서 적극적으로 수용성 키토산을 치료에 도입하고 식사 요법도 실시하고 싶어서 그날 오후부터 수용성 키토산을 복용하기 시작했다. 그리고 그날 밤 진통제를 복용하지 않았는데도 통증은 없었다.

수용성 키토산을 복용하기 시작하고 나서 2주 후, 1주일 동안 계속해서 검은 변이 나왔다. 배뇨 횟수도 많아졌다. 허리의 통증은 없었지만 나른한 느낌이 들고, 밤에는 속옷을 갈아입을 정도로 땀이 났다. 그 후에 갑자기 아내는 몸이 가벼워졌다고 하면서 식욕이 돋는다고 했다. 심신이 모두 상쾌해지면서 밤에도 괴로운 느

껌이 없이 잠을 편히 잘 수 있게 되었고, 아침의 나른함도 사라졌다. 땀이 많고 오줌도 많았는데, 변은 잘 나오지 않아 정기적으로 완장(浣腸)을 실시하여 많은 물을 마실 수 있게 되었다. 수용성 키토산을 복용하는 양도 30알에서 60알로 늘렸다.

반년 후, 장의 CT검사에서 "종양이 대장, 소장에 유착하고 있지만, 성장은 하지 않았다. 요관(尿管)에의 유착은 없었고 다른 장기로의 전이도 발견하지 못했다"는 결과를 얻었다.

그리고 2주 후, 아내의 허리에는 통증이 전혀 나타나지 않았고 안색도 좋고 생기도 되돌아왔다. 외박 허가도 받아 집으로 돌아와 밥을 먹으면서 체중도 5kg이나 증가했다. 운동을 위해 세탁, 설거지 같은 살림도 아내가 스스로 했다.

올해 들어 몸 상태가 좋아 의사로부터 "재차 수술하여 유착된 부분을 완전히 절제하자"는 권유를 받았다. 그러나 그러면 인공항문이 필요하기 때문에 아내는 일단 수술을 연기했다. 그대로 수용성 키토산을 계속 복용했고, 3월 20일, 대량의 타르 변(tar 便)을 배설했다. 그랬더니 그때까지 하복부에 있었던 커다란 덩어리가 전혀 보이지 않았다. 너무 놀라 3일 간에 걸쳐 MRI를 비롯한 각종 검사를 받았지만 덩어리는 어디에서도 볼 수가 없었다.

앞으로 길어야 2개월이라고 했던 작년 4월부터 1년이 지났다. CT스캔에 의한 검사에서는 암이 축소하고 있으며, 대부분의 암세포가 사라졌다는 진단을 받았다. 아마 난소 내부에는 종양 세포가 괴사한 후의 액상물(液狀物)이 고여 있었던 것으로 보인다. 지난번의 대량의 타르 변은 그것이 부서진 것으로 생각된다.

지금 아내는 타르 상태의 변도 없어졌고, 배변도 배뇨도 정상적
이다. 식욕도 왕성해 건강하게 생활하고 있다.

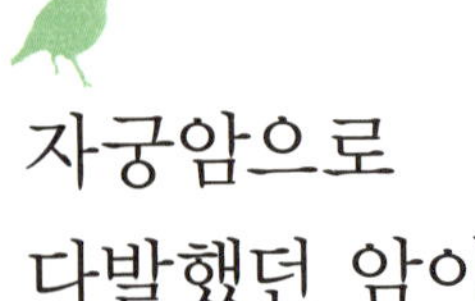

자궁암으로
다발했던 암이
사라졌다

코바야시 준코씨(치바 거주 / 58세 / 주부)

10년 전, 유방암으로 왼쪽 유방 절제 수술을 받았다. 그 후 정기적으로 검사를 받으면서 몸의 컨디션 변화, 음식에 늘 주의하며 살아왔다.

그러다가 1998년 4월부터 몸이 다시 이상해지기 시작했다. 맨 처음에는 식욕이 없어지더니 몸이 나른해지고, 다음으로 부정 출혈(不正出血), 자궁에서 물처럼 병적인 액체가 나오는 등의 증상이 나타났다. 곧바로 부인과에서 내진을 받고 검사를 받았더니 '노인성의 액체'라는 진단이 내려졌다. 부정 출혈이 보였을 때에는 자궁의 에코 검사뿐만이 아니라 머리끝에서부터 발가락까지 X레이 검사를 받고, CT스캔으로 간장, 신장의 화상 진단도 받았지만, 모두 이상이 없다는 결과가 나왔다.

6월이 되자 다시 물과 같은 이상 액체가 나오고 열도 39도까지 올라 다른 병원에서 검사를 받았다. 그리고 "종양 마커의 수치가 높다"는 진단을 받고 정밀 검사에 들어갔다. 머리부터 복부까지 CT 검사를 받았더니 자궁 입구에 큰 종양이 있고, 자궁 깊숙한 곳에 유착해 검사봉도 들어가지 않는다는 것이었다. 광범위하게 퍼졌을 우려가 있어 수술도 불가능할 수 있다고 했다. 복부 검사에서는 대장과 소장의 이음매 부분 옆에 구름과 같은 형태를 한 덩어리가 있다고 했다.

병명도 알지 못한 상태에서 체력만 쇠퇴해 가고 있었다. 입원하자 아침, 저녁으로 열이 나고 구토를 해서 식사하는 것도 쉽지 않았다.

수술이 불가능해 항암제를 투여하게 되었는데, 신장 기능 검사에서 크레아티닌이 4.2로 항암제에 적응하지 못해 시스플라틴을 4분의 1의 양으로 낮춰서 투여했다. 그런데 시스플라틴 투여 후, 식욕이 없어졌고 의식 상태도 이상해졌다. 빈혈도 심해져 항암제도 투여할 수 없게 되었다.

이대로 가다가는 죽겠다 싶어 민간요법에 대한 책을 사서 읽기 시작했다. 그중에 수용성 키토산을 소개한 책이 있었다. 그래서 곧바로 구입해 하루에 40알을 물에 녹여 요구르트에 섞어 마셨다. 적극적으로 수용성 키토산을 복용한지 대략 1개월 후인 6월부터 식욕이 조금 나오더니 구토 횟수도 줄었다. 내가 다시 살아나는 기분이 들었다.

2개월 후부터는 식욕이 개선되면서 서서히 체력도 회복되었다.

그리고 3개월 후, MRI 검사에 따르면 종양이 완전히 소실되어 있는 것으로 확인되었다.

퇴원 3일 후 가슴과 복부에 X레이를 찍었는데 폐에 물도 없고 장의 움직임도 정상인 것으로 나왔다. 그 후 MRI 등의 검사를 받았는데, 복부의 종양은 모두 소실한 상태였고 질 내에 돌출해 있던 종양도 사라진 것으로 나타났다.

최근의 검사에서는 CA125가 정상치, CRP도 정상치, 신장 기능도 정상치로 회복되어 MRI 검사에서도 종양 같은 것은 눈에 띄지 않았고, 복수는 있었지만 종양은 없었다. 또 흉부에 있던 폐의 삼출액(滲出液)도 소실, 장의 움직임도 좋고, CT스캔에 의한 검사에서도 복부에 있던 종양이 모두 소실한 상태라고 했다. 수용성 키토산의 효과를 실감하는 순간이었다.

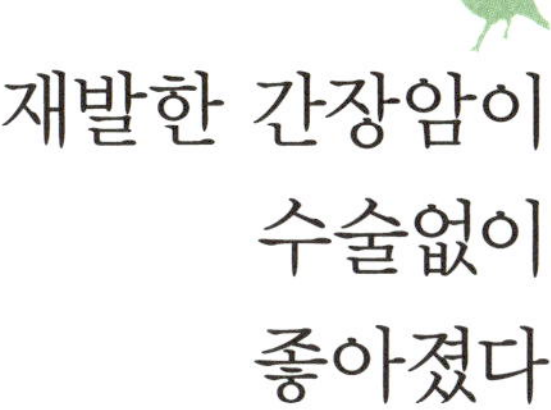

재발한 간장암이
수술없이
좋아졌다

다케무라 마사요시씨(가고시마 거주 / 59세 / 공무원)

건강했던 내가 어깨 결림, 눈의 피로, 목의 아픔, 두통 등을 느끼게 된 것은 지금으로부터 12년 전이다. 당시 47세였기 때문에 이제 슬슬 몸 생각을 해야 할 때라고 보고 건강진단을 받기로 했다.

같은 해 9월 병원에서 검사를 받았더니 에코 검사 결과 마음에 걸리는 부분이 있어 CT스캔도 받게 되었다. 그리고 간장암이 발견되었다. 그것도 이미 상당히 위험한 간장 파열 직전 상태여서 곧바로 다른 대학병원에 입원 수속을 해주어 10월 3일 긴급 입원했다.

그리고 수술까지의 20여 일 동안, 여러 가지 검사를 실시했고 10월 23일에 수술을 받았다. 수술 전에는 간장의 3분의 1을 적출할 계획이었지만, 수술이 끝나고 의사 선생님은 3분의 2를 제거해

냈다고 했다.

수술 후 주의사항을 지키며 화학 치료를 실시해 3개월 정도 만에 원래 병원으로 돌아왔다. 1년 정도 휴직한 후 직장으로 복귀한지 이제 13년이 지나고 있다.

사실 3년 전 암이 재발해 항암제 투여 치료를 받았던 시기가 있었다. 설마 하던 재발이었지만 더 이상 수술은 받고 싶지 않아 스스로 어떻게든 해보겠다는 마음으로 암에 관한 모든 정보를 모으기 시작했다. 그중에서도 암에 좋은 것으로 보이는 중국산 영양제를 우선 복용하기 시작했다. 그리고 조금 후에 수용성 키토산을 알고 나서부터 1회에 5알, 하루 3번 꾸준히 복용하기 시작했다. 그리고 지금 나는 수용성 키토산과 끊으려야 끊을 수 없는 관계가 되었다.

수용성 키토산을 복용하는 동안, 3개월마다 대학병원에서 검사를 받고 있는데 최근에 주치의로부터 "모든 것이 좋은 상태"라는 말을 들었을 때, 수용성 키토산을 계속 복용한 덕택이라고 생각했다. 지금도 매일 15알씩 복용하고 있다. 그리고 재발했던 암은 완전히 사라졌다.

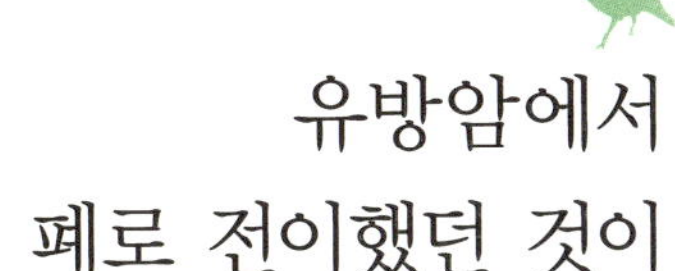

유방암에서
폐로 전이했던 것이
3개월 만에 사라졌다

아키야마 마유미씨(아키타 거주 / 47세 / 주부)

고령인 시부모님과 함께 살고 있어 이전부터 식사에는 주의를 기울이는 편이었다. 생선과 육류를 균형 있게 섭취하고 있었고, 영양에 대한 지식도 나름대로 있다고 생각했다. 그도 그럴 것이 시아버지가 9년 전 위암 수술을 받으셨기 때문이다. 하지만 친정 쪽으로는 대부분이 건강하고 암으로 세상을 떠난 사람도 없어 크게 걱정은 하지 않았다.

그러다가 매년 실시되는 마을 내의 검진에서 유방암일 수도 있다는 진단을 받았다. 자각 증상이 없었던 만큼 너무나 큰 충격이었다. 내가 입원하면 나이 드신 시부모님과 가족은 누가 돌볼 것인가? 나 자신의 일은 접어두더라도 가족의 일이 매우 걱정되었다.

그리하여 아는 사람이 근무하는 병원에서 새롭게 X레이, 에코, 채혈 등의 검사를 받았는데, 왼쪽 유방에 진행 정도가 5단계 중 2단계인, 중기의 유방암이 발견되어 곧바로 입원하게 되었다.

9월에 수술을 실시하여 왼쪽 유방을 적출해 냈다. 실은 이 수술을 할 때에도 폐로 전이되고 있는 상황이었다. 그때 병원 의사가 남편의 친구였는데, 그 의사의 권유대로 한 번 항암제 치료를 받았다. 부작용인 구토는 나았지만, 체력을 늘려야만 한다는 마음으로 식사량을 늘렸다. 하지만 나는 화학요법에 의지하지 않고 내 자신의 힘, 즉 자연치유력으로 암을 극복하고 싶었다.

그러던 어느 날, 남편이 수용성 키토산을 가지고 왔다. 남편 회사 거래처에서 근무하는 사람이 이전 폐암에 걸렸을 때 이것을 복용하고 나았다는 것이었다. 그래서 하루에 50알, 4~5번으로 나누어 복용하기 시작했다.

그 후, 퇴원하여 항암제를 그만두고 수용성 키토산만을 복용하고 있었는데, 수술로부터 3개월 후의 검사 결과 폐에 있었던 암세포의 그림자가 서서히 사라졌다고 했다. 이것은 수용성 키토산 덕분이라고 밖에 생각할 수 없다. 그래서 나는 매일 빠뜨리지 않고 30알의 수용성 키토산을 복용했고, 이후 몸 상태도 더욱 좋아져 움직여도 피곤한 일이 없어졌다.

현재 수술한 지 1년 이상이 경과했다. 최근의 검사에서는 폐의 그림자도 보이지 않았다. 의사에게 수용성 키토산 이야기를 했더니 믿을 수 없다며 아주 놀라는 모습이었다. 하지만 의사도 수용성 키토산에 큰 흥미를 가지게 되었다고 한다.

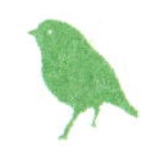

난소암으로
난소와 자궁을 적출했지만,
지금은 아주 건강하다

타나베 세츠코씨(치바 거주 / 40세 / 급식센터 근무)

매해 실시되는 검진에서 난소암일 수도 있다는 말을 듣고 나는 내 귀를 의심했다. 자각 증상이 없어 예상치도 못했던 일이었기 때문이다. 곧바로 시내의 암센터에서 다시 조사를 받자, 암이 분명하며 자궁에도 전이했기 때문에 수술이 시급하다는 말을 들었다.

2006년 4월, 나는 난w소와 자궁을 적출하는 수술을 받았다. 그리고 수술 후 곧바로 아는 사람의 권유로 프로폴리스를 복용하기 시작했다. 그런데 폐암이었던 남편을 치료했다는 친구가 수용성 키토산을 권해서, 프로폴리스와 수용성 키토산을 함께 복용하기로 했다. 친구 부부의 체험담은 나에게 용기를 북돋워주기에 충분했다.

수술 후에는 몸이 조금 나른하기도 했지만 또 다른 부분으로 전이할 가능성이 있어, 1년 동안 수용성 키토산을 10알씩, 하루에 4~5번으로 나누어 복용했다. 복용하기 시작하고 얼마 지나지 않아 곧바로 효과가 나타났다. 식욕이 생기면서 식사가 가능하고 상처의 통증도 거의 사라졌다.

지금은 집안일도 하면서 급식센터에서 파트타임으로 일도 하고 있으며, 아직도 수용성 키토산을 10알씩 매일 복용하고 있다. 그 때문인지 나는 감기에도 걸리지 않고 여름에 쉽게 느끼던 피로감도 사라졌다.

악성 임파종 환자,
항암제의 부작용이
사라졌다

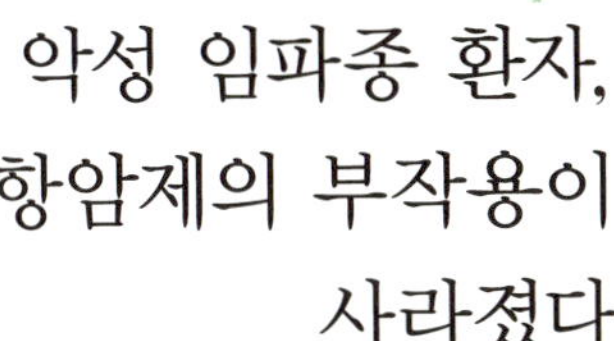

마츠이 쿠니오씨(이와테 거주 / 58세 / 농업)

작년 3월에 목에 통증이 생겨서 그것을 완화하려고 스스로 마사지를 하고 있었다. 그러다가 목에 응어리가 있는 것 같아 불안해 병원에서 검사를 받았더니 악성 임파종이라는 판정을 받았다. 수술이 힘들다고 해서 결국 항암제 치료를 받게 되었다.

입원하고 처음으로 항암제를 투여하고 나서 2주일 만에 발열, 구토 등의 부작용이 나타났고 그 때문인지 식욕도 없어졌다. 3주일 후에 두 번째 항암제를 투여하자 부작용은 이전보다도 심해져, 식사를 하지 못하고 머리카락이 빠지기 시작했고 다리도 저려 걸을 수 없게 되었다. 체중도 10kg이나 줄었다. '이대로 항암제를 계속 투여하다가는 내가 죽겠다'는 생각이 들었다.

가족들도 나를 보고 불안했던지, 부작용 억제에 효과가 있다는 수용성 키토산을 구해왔다. 그때까지 나는 건강식품이라고 하면 아무래도 믿음이 안 갔지만, 지푸라기라도 잡는 심정으로 일단 복용해보기로 했다. 처음에는 하루에 20알 복용하는 것도 힘들었지만, 복용하기 시작한 지 1주일 후에는 죽을 먹을 수 있게 되었고 걸을 수도 있게 되었다. 그렇게 수용성 키토산의 효력을 알고 나서부터는 복용량을 20알에서 50알로 늘렸다. 그러자 얼마 지나지 않아 죽이 아니라 보통 식사도 할 수 있게 되었고, 잠도 편하게 자고 체중도 조금씩 늘어나기 시작했다.

항암제의 부작용은 거짓말처럼 사라졌고 몸의 컨디션도 이전과 비교할 수 없을 정도로 좋아졌다. 의사도 줄어들었던 백혈구가 많아졌다고 했다. 세 번째 항암제를 투여하기 전날에 수용성 키토산을 70알 복용했다. 그리고 다음 날 7시간에 걸쳐 항암제를 투여했는데 이전의 두 번과는 달리 구토도 없었고 곧바로 집으로 돌아올 수 있었다. 식사도 할 수 있었고, 피로감도 많이 줄었으며 지난번처럼 격렬한 부작용 증상도 나오지 않았다.

그리고 2주일 후의 검사에서 악성종양은 절반 정도로 작아져 있었다. 의사는 "약이 꽤 효과를 보였군요. 컨디션도 좋은 것 같으니까 2주일에 1번 투여해도 좋을 것 같습니다"라며 투여 간격을 짧게 하겠다고 했다. 그 후 수용성 키토산을 계속 복용하면서 2개월 동안에 4번의 항암제를 투여했지만 부작용은 전혀 없었다.

9월에 검사를 받아 보았더니 놀랍게도 종양이 흔적도 없이 사라져 있었다. 기적이라고 밖에 표현할 수가 없다. 나는 이것도 모두 수용성 키토산 덕분이라고 믿고 있다. 그래도 재발이나 전이가 무서워 지금도 하루에 20알을 4번에 나누어 복용하고 있다.

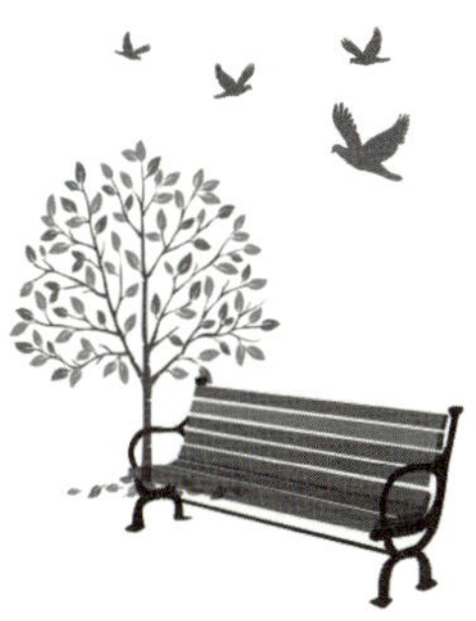

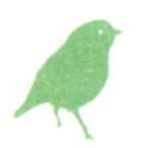

위암 수술 후
항암제의 부작용이
없어졌다

치노 케이코씨(아이치 거주 / 43세 / 파트타임 근무)

내가 위암을 절제하는 수술을 받았던 것은 2007년 10월의 일이었다. 그 1년 정도 전부터 병원에서 위궤양 약을 처방받아 복용하고 있었지만, 전혀 좋아지지 않았다. 병원을 한번 바꿔보기로 하고 다른 병원에서 진단을 받았더니 진행성암이라는 것이었다. 수술이 시급하다는 말에 나는 곧바로 입원했고, 충분한 설명도 못 들은 채 수술을 받았다. 그리고 수술 후 3주가 지나서부터 항암제를 투여하게 되었다.

사실 나는 정확히 내가 어떤 상태인지 몰랐다. 그런데 옆 침대의 환자가 유방암이었고, 그 사람과 내가 맞는 주사가 같아 내가 위암이라는 사실을 직감했다. 물론 그때의 충격은 지금도 생생하다.

하지만 집에 있는 가족들을 생각하면 계속 입원해 있을 수만은 없는 일이었다. 그래서 나는 1개월 만에 퇴원했다.

그리고 2주에 한 번 병원에 가서 항암제 주사를 맞았는데, 그러다가 1주에 두 번으로 횟수가 늘었고 항암제 부작용도 심해져 발열, 불면, 구토 증상이 나오기 시작했다. 사실 내가 수용성 키토산을 알게 된 것도 이때였다. 하지만 그 효과를 쉽게 믿는 것은 쉬운 일이 아니었기 때문에 남편이 권유해도 거부하기만 했다.

부작용이 계속 심해지고 있는 가운데 구내염으로 아무것도 먹을 수 없게 되었다. 게다가 코피가 나오고, 얼굴이 붓고, 다리까지 붓기 시작했다. 그런 나를 보고 남편은 나에게 다시 수용성 키토산을 권유했고, 나도 한번 믿어보자는 마음으로 복용하기 시작했다.

하루에 30알을 3번으로 나누어 복용하기 시작했는데, 3일째가 되자 구내염이 점차 낫기 시작하여 밥을 먹을 수 있게 되었다. 그리고 1개월 반 후, 눈이 새빨갛게 충혈되면서 눈곱이 생겼지만 호전반응이라고 보고 계속 복용했더니 1주일 후 눈이 편해졌다. 이 호전반응이 지나고 나서부터는 식욕이 생겨 이전처럼 먹는 것도 가능했다.

정기 검진에서도 위가 순조롭게 회복되고 있는 것으로 나타났고, 다른 곳에도 이상이 없다고 했다. 그 후 나는 재발과 전이를 예방하기 위해 수용성 키토산을 하루에 15알 계속 복용하고 있다. 그 덕분인지 현재도 건강하게 가사뿐만 아니라 사회생활도 열심히 하고 있다.

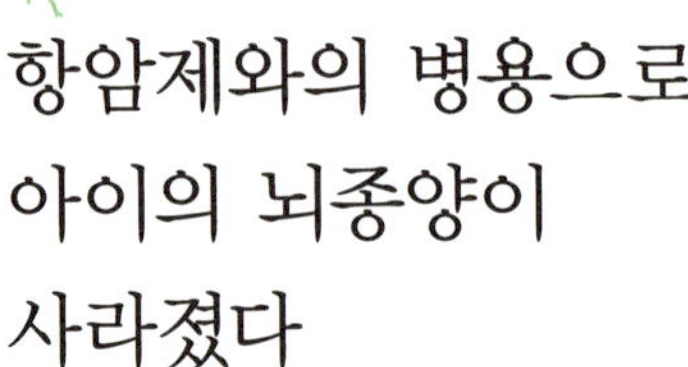

항암제와의 병용으로
아이의 뇌종양이
사라졌다

마츠이 세이지씨 (미야자키 거주 / 32세 / 회사원)

아들이 두 돌을 맞이했을 무렵의 일이다. 우리 부부는 우리 아이가 다른 아이들과는 조금 다르다는 것을 알고 있었다. 서서 걸으려고 하면 균형을 잡지 못하고 넘어지거나, 앞이 아닌 뒤로 기어다니기 시작했기 때문이다. 또 음식을 주어도 먹지 못하고 토하기 시작했다.

병원에 가서 검사를 받았더니 뇌에 종양이 있다는 것이었다. 겨우 2살인 어린아이의 뇌에 암이 있다는 생각을 하니 하늘이 무너지는 것만 같았다. 우리는 어떻게든 살리기 위해 의사 선생님에게 현대 의료에서 가능한 모든 치료법을 들었다.

하지만 어느 치료법도 "절대로 낫는다는 확신이 있는 것은 아니다."라는 결론이 나왔다. 먼저 방사선 치료로 크고 작은 두 개의 종양 중 큰 것을 우선 치료하기로 했다. 그 밖에도 암에 좋은 것이 없을까 하고 찾고 있던 중, 어머니가 수용성 키토산을 가지고 오셨다. 그것을 계기로 하루에 10~20알을 가루로 만들어 이유식이나 우유에 섞어서 마시게 했다.

그리고 1개월 후에 검사를 받아 보았더니 작은 쪽의 세포가 사라져 있었다. 그때는 놀라움과 더불어 말로 표현할 수 없는 감동이 밀려드는 순간이었다. 그 후부터는 항암제와 수용성 키토산을 병용했다.

2개월 후의 정기 검사 결과, 컸던 쪽의 암세포도 거의 사라져 있었다. 지금도 수용성 키토산을 구세주라고 생각하면서 매일 10~15알씩 먹이고 있다. 최근의 검사에서도 재발은 없는 것으로 나왔다.

내 옆에서 활기차게 놀고 있는 이 아이가 정말로 암이었는지 의구심이 들 정도로 건강하게 성장하고 있다. 우리 부부는 수용성 키토산이 우리 가족을 구한 구세주라고 생각한다.

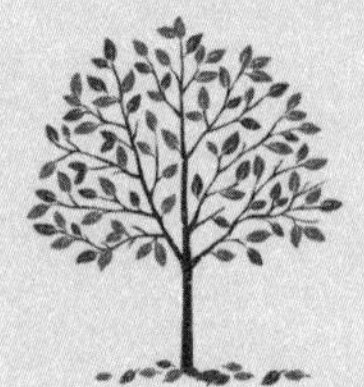

06

방사선의 부작용을 극복했다

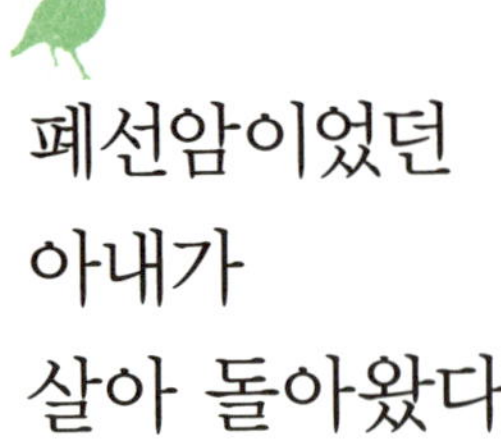

폐선암이었던
아내가
살아 돌아왔다

타카다 케이이치로씨(후쿠시마 거주 / 58세 / 회사 임원)

　평소에 건강해서 아프다는 말은 해 본 적 없는 아내가 2009년 2월, 갑자기 가슴이 아프다고 말하기 시작했다. 혹시나 하는 마음에 병원에 데리고 갔다.

　즉시 X선과 객담검사(喀痰檢查), 내시경을 사용하여 조직을 떼어내고 검사하였더니, 1주 후 폐선암(肺腺癌)이라는 결과가 나왔다. 그리고 설상가상으로 현 단계에서는 외과수술은 할 수 없으며, 길어봐야 앞으로 1년이라는 것이었다. 그 말을 들은 아내와 나는 정말 하늘이 무너지는 기분이었다.

　하지만 울고만 있어서는 안 되겠다 싶어 우선 서점에 갔다. 암에 관한 책을 닥치는 대로 읽기 시작했다. 그런데 책마다 아내와 같은 폐선암에는 항암제가 효과가 없고 치유될 확률도 낮다는 말이 쓰여 있었다. 우리 부부는 절망에 빠졌다. 수술은 안 되고 항암제도 효과가 없다니…… 한마디로 죽으라는 말과도 같았다.

하지만 우리는 포기하지 않고 효과가 있다는 것은 뭐든지 다 해보기로 했다. 많은 책 중 수용성 키토산을 선택한 우리는 곧바로 하루에 50알씩 복용하기 시작했다.

3월에 방사선 치료 때문에 입원하여 재차 검사를 받았는데, 놀랍게도 겨드랑이 밑에 부었던 림프액이 가신 상태였다. 불과 몇 주만의 복용으로 효과가 나왔는지는 모르겠지만, 의사도 고개를 갸웃거렸다.

그 후 간장으로 전이한 것이 판명되었다. 그래도 우리는 포기하지 않고, 끈기 있게 치료와 수용성 키토산의 복용을 계속했다. 그랬더니 7월 말의 검사에서는 림프액이나 간장의 그림자가 완전히 사라졌다. 이후에도 아내는 순조롭게 회복했고 체중이 5kg이나 늘었다.

암이 사라진 것은 병원 치료 덕분인지, 수용성 키토산 덕분인지 사실 우리도 알 수는 없다. 하지만 투병 중, 그리고 지금도 아내의 건강을 지켜주는 것은 수용성 키토산임이 틀림없다.

레이저 치료의
후유증이 사라졌다

- 위암

시마무라 나오미씨(시즈오카 거주 / 56세 / 주부)

2004년 6월초, 대장암 수술을 한 다음 재발 방지를 위해 항암제를 복용하고 있었다. 그 때문에 위가 거북해져서 위약도 항상 복용하게 되었다. 재발과 전이가 걱정되어 정기검진을 받다가 위에 종양이 발견되었다.

작은 종양이니까 레이저로 간단히 없앨 수 있다는 말에 레이저 치료를 받고 종양을 없앴는데, 위에 화상이 남아 음식을 먹으면 위가 너무 쓰렸다. 진통제와 위약으로 억제할 수는 있었지만, 출혈이 계속되어 2주 후 식사를 멈추고 영양을 보충했다.

수용성 키토산을 소개해 준 것은 여동생이었다. 처음에는 불안감에 먹을 마음이 전혀 없었지만, 일단 좋다는 말에 물에 녹여 복용해 보기로 했다. 그랬더니 어딘지 모르게 위의 통증이 누그러진 듯한 느낌이 들었다. 그때부터 진짜 효과가 있을지도 모른다는 마음에 하루에 3번, 10알씩을 물에 녹여 유동식에 섞어 먹었다. 그리고 5일 만에 위의 통증이 딱 멈췄다. 검사를 해보니 위의 출혈도 멈춘 것으로 나타났다. 1주일 후에는 식사도 보통으로 할 수 있게 되어, 퇴원도 가능하게 되었다.

그 이후에도 하루에 30알씩 꼬박꼬박 복용하고 있는데, 1년 반이 지나도 위의 통증을 느낀 적은 한 번도 없었고 초밥이나 생선회, 게다가 좋아하는 술도 조금이지만 마실 수 있게 되었다.

최근에는 더욱 건강해져서 지병인 빈혈도 모르는 사이에 나았다. 하지만 혹시나 하는 마음에 재발 방지를 위해 하루에 10알씩 계속해서 복용하고 있다.

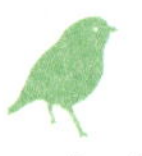

방사선과 항암제의
부작용이 없었다

– 신장암, 폐암

야노 신지씨(효고 거주 / 34세 / 회사원)

2005년 11월에 하복부의 통증으로 입원하여 검사했는데, 오른쪽 신장에 꽤 큰 암이 있고 폐에도 그림자가 있다는 진단을 받았다. 의사한테서는 신장을 전부 떼어내고 전이를 방지하기 위해 항암제의 투여를 실시한다는 것, 폐암은 방사선 치료와 항암제를 병용한다는 것, 방사선 치료와 항암제의 부작용 등 치료 방법에 대하여 자세한 설명을 들었다.

입원하고 나서 1주일 후에 신장 적출 수술을 받았다. 수술은 성공이었다. 그 후 머지않아 항암제의 주입이 시작되었는데, 1회 째에는 가슴과 허리에 통증이 심해 일어설 수도 없게 되었다. 그리고 1주일 후의 검사에서 폐의 그림자가 커져 있는 것을 알았다. 2,

3일 지나자 머리카락도 빠지기 시작했다. 그때는 아직 결혼도 하기 전이라 정말 사형 선고를 받은 것과 같은 절망적인 기분이었다.

그때, 떨어져 살고 있던 어머니가 자신이 복용하던 수용성 키토산을 주셨다. 주치의에게 상담해보니 부작용을 줄일 수 있는 것이라면 복용해도 괜찮다고 해 하루에 3번, 10알씩을 병원 내복약과 함께 복용하기 시작했다.

그러자 3일째부터 가슴과 허리의 통증이 사라지고 원기가 회복되었다. 그 후 3회의 항암제 투여를 받았는데, 수용성 키토산의 덕분인지 처음과 같은 부작용은 전혀 없었다. 몸도 피곤하지 않았다.

주치의는 "폐암은 커지지 않았지만, 그대로 방치해 두면 위험합니다. 당신은 젊고 몸도 튼튼하니까 좀 더 효과가 있는 항암제와 방사선 치료를 병용하는 편이 좋겠습니다."라고 했다. 조금 고민되긴 했지만 수용성 키토산을 믿고 항암제와 방사선 치료를 병용하기로 했다. 그리고는 양쪽 치료의 부작용이 걱정되어 수용성 키토산의 양을, 30알에서 50알로 늘렸다. 그 후 2개월 동안 10회의 항암제 주입을 하고 방사선 조사는 30회에 달했지만, 백혈구 수치가 조금 떨어진 것 외에는 부작용이라고 할 만한 증상이 나타나지 않았다. 모두 수용성 키토산 덕분이라고 생각한다. 4월의 검사에서 폐의 그림자가 완전히 사라지면서 약 반년의 병원 생활에 종지부를 찍을 수 있었다.

최근의 검사에서도 신장, 폐에 이상이 없고, 적혈구, 백혈구의 수치도 정상적이었다. 주치의도 나를 보고 기적이라고 했다. 수용성 키토산만 있다면 암도 나에게는 더 이상 무서운 병이 아니다.

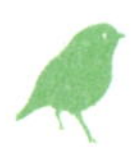

방사선의 부작용이 없고,
종양 마커(marker)도 정상으로 돌아왔다

– 전립선암

사카구치 코지씨 (오이타 거주 / 42세 / 자영업)

요통이 심해 종합병원에서 검사를 받았더니 전립선 비대(前立腺肥大)가 의심된다는 결과가 나와 비뇨기과에서 정밀 검사를 받게 되었다. 그 정밀 검사에서 전립선암이라는 진단을 받고 곧바로 입원해 여러 가지 검사를 받았다. 그 결과 등뼈까지 전이했음을 알게 되었다. 의사도 곧바로 항암제와 방사선 치료에 대한 설명을 해주었다.

2월에 항암제 주사를 맞고 호르몬제도 매일 복용했지만, 1개월이 지나도 종양 마커는 내려오지 않았고, 허리와 하복부의 통증까지 심해져 진통제를 복용하게 되었다. 의사는 등뼈의 종양을 수술로 잘라내는 것도 검토했지만, 종양의 수가 많아 어렵다는 결론을 내렸다고 했다.

3월이 되자 방사선 치료가 시작되었다. 5회의 조사를 받은 이후 점점 식욕이 없어졌고, 두통 때문에 밤에도 잘 수 없는 날들이 계속되었다. 물론 체력도 점차 쇠약해져 갔다.

그러던 어느 날, 아는 사람이 "이걸로 암에 걸렸던 사람이 몇 명이나 살아났다"며 수용성 키토산을 주었다. 그때부터 10알을 하루에 5번 복용하기 시작했다. 1주일에 3회 방사선을 조사하고 매일 호르몬제와 수용성 키토산을 병용하자 1개월 정도 지났을 때부터 통증이 가벼워졌다. 그리고 2월에 250이었던 종양 마커가 25까지 내려갔다.

그 후에도 30회 이상 방사선의 조사를 받았는데, 부작용도 없고 통증도 없었고, 몸 전체가 가벼워진 듯한 느낌이 들었다. 수용성 키토산 덕택에 9월의 검사에서는 전립선암과 등뼈에 전이한 종양이 완전히 사라져 있었고, 종양 마커도 정상치 범위로 내려왔다.

지금은 내 직장으로 돌아왔고 일상생활을 보내고 있다. 그렇지만 암은 재발할 가능성이 있는 병이기 때문에, 지금도 수용성 키토산을 빠뜨리지 않고 복용하고 있다.

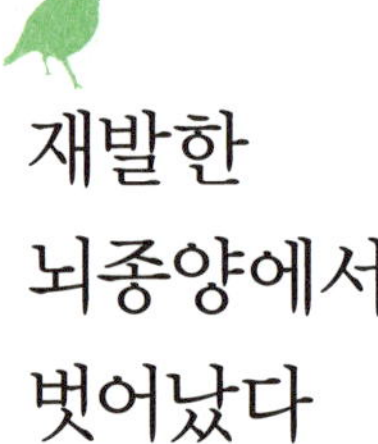

재발한
뇌종양에서
벗어났다

나카야마 마사히로씨 (도쿄 거주 / 34세 / 회사원)

어느 날 아내가 아이의 모습이 이상하다고 했다. 젖을 먹이려 해도 잘 안 먹고 건강도 의심이 되어 바로 병원으로 가서 검사를 받았다. 그 결과는 소아암, 그것도 뇌종양이라는 사실을 알았다.

태어난 지 얼마 되지 않은 아들이 뇌종양이라는 것을 알게 되었을 때, 아내는 그 자리에서 쓰러지고 말았다. 나도 머리를 얻어맞은 것 같은 충격을 받았다. 그때는 이미 뇌에 물이 고여 신경장애까지 나타난 상태였다. 다음 날 바로 입원을 하고 수술을 받았다.

수술 후에는 항암제를 사용한 치료에 들어갔는데, 부작용 때문인지 아이가 토하기 시작했다. 그래도 나는 항암제 효과라고 생각했다. 그런데 3개월 후 검진에서 뇌종양이 재발했음을 알게 되었다.

정말 지푸라기라도 잡는 심정으로 찾아다니다가 구한 것이 수용성 키토산이었다. 그 이후로 하루에 3~4번 3알씩, 가루로 만들어 우유에 섞여 먹였다. 거기에 방사선 치료도 받았다. 수용성 키토산을 복용하기 시작한 후 1개월 동안 방사선 치료도 4번 받았지만 부작용은 거의 나타나지 않았다. 그 후 항암제를 투여했는데도 부작용은 그다지 없었고 몸 상태도 좋아지고 식욕도 생겼다.

이후 검진에서는 뇌종양도 소강상태를 유지하고 있는 것으로 나타났다. 방사선 치료만으로도 좋은 상태를 유지할 수 있게 되면서 수용성 키토산을 하루에 20~25알씩 복용하도록 했다.

그리고 약 2년이 지나자 우리 아이의 뇌종양이 완전히 사라졌다. 수십 번의 방사선 치료를 받았지만, 수용성 키토산 덕분에 그 부작용은 없었다. 아들은 기적처럼 회복하여 보통 아이처럼 건강하게 크고 있다. 지금 아들은 수용성 키토산의 쓴맛이 마음에 들었는지 스스로 하루에 3알씩을 씹어서 복용하고 있다.

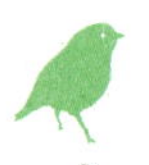

다리를 절단하지
않았던 것이 좋았다

– 유잉 육종(Ewing, 肉腫)

나카타 케이조씨(카나가와 거주 / 44세 / 회사원)

늘 건강했던 딸이 재작년 6월에 갑자기 왼발이 아프다고 했다. 그때가 마침 운동회 전이라 그냥 가벼운 근육통이라고만 생각했다. 그런데 어느 날, 학교에 갔던 딸이 다리에 큰 통증을 느껴서 곧바로 대학병원으로 데리고 가서 검사를 받았다. 결과는 '유잉 육종(Ewing's sarcoma)'이었다.

생소한 말이었지만, 나는 수술 같은 현대 의료로 나을 수 있는 것인줄로만 알았다. 최첨단 의료 기술을 구사해도 생존율이 단 몇 %에 불과한 무서운 병이라는 것을 몰랐던 것이다. 11세의 사랑하는 내 딸이 3개월에서 5개월이라는 시한부 판정을 받고 말았다.

머릿속이 새하얘진 나와 아내는 병원에서 가능한 치료, 항암제,

방사선을 모두 받게 했다. 하지만 1개월 만에 머리카락이 모두 빠졌고 식사도 할 수 없는 상황에 이르렀다. 우리 딸의 몸이 순식간에 약해진 것이다. 의사는 이대로라면 길어야 3개월이라고 했다.

나는 이대로는 안 되겠다 싶어 치유를 위한 모든 정보를 모았다. 그리고 수용성 키토산과 만났다. 지금 생각해 보니 수용성 키토산을 치료에 도입한 것은 대단한 행운이었다.

맨 처음 하루 10알을 물에 풀어서 벌꿀 등에 섞어 먹기 좋게 하여 복용시켰고, 1주일 후에는 하루에 30알을 주스나 우유, 요구르트 등에 섞어서 먹였다. 수용성 키토산의 독특한 떫은맛 혹은 쓴맛을 아이가 싫어했지만 정해진 양을 필사적으로 먹였다.

이윽고 막바지라고 들은 3개월이 지나자, 담당의사가 "증상이 호전되고 있습니다. 지금 수술하여 다리를 절단하면 생존할 가능성이 있습니다."라고 했다. 아무리 아이가 살 수 있다고는 하지만 부모로서 아이의 다리를 절단하고 싶지는 않았다.

그러다가 수용성 키토산 덕분인지 머리카락이 자라나기 시작했다. 식사도 할 수 있게 되면서 체중도 늘어났다. 눈 띄게 몸이 좋아져 이대로라면 다리를 절단하지 않아도 낫지 않을까 하는 생각에 수술을 보류했다.

그 후 1회에 10알, 하루에 5번, 합계 50알을 그대로 복용하도록 했다. 그리고 12월, 딸은 걸어도 통증이 없었고, 식욕도 체중도 보통으로 돌아오는 등 증상이 많이 개선되었다.

다음 해 1월, 전문 병원에서 검사를 받은 결과 어디에도 이상이 없다는 믿을 수 없는 결과를 얻었다. 그래도 담당의사는 재발할 우려가 있으니까 수술과 방사선, 항암제 치료를 하자고 했지만 우리는 수용성 키토산을 계속 복용해보겠다고 설득했다.

지금 우리 딸은 중학교에 입학해 건강하게 살고 있다. 암센터에서 받은 검사에 의하면 아무 이상이 없다고 한다. 딸은 지금도 꾸준히 수용성 키토산을 복용하고 있다. 무엇보다 다리를 절단하지 않아서 다행이라고 생각한다.

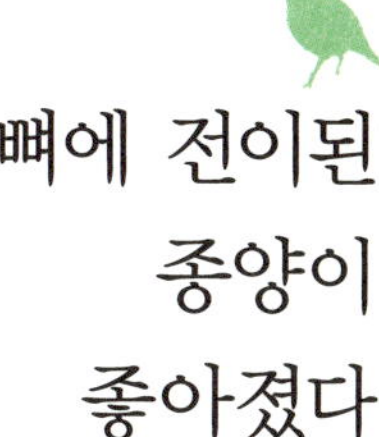

뼈에 전이된
종양이
좋아졌다

카와무라 레이코씨 (오사카 거주 / 48세 / 회사원)

5년 전, 유방암 수술을 받고 재발 예방을 위해 방사선 치료를 받았다. 그 후, 1년간 호르몬제를 복용하고 식사 요법도 실시해 오다가 작년 3월, 양쪽 어깨에 통증이 와서 병원 검사를 받았더니 양쪽 어깨의 관절 부분에 검은 그림자가 발견되었다. 동시에 종양 마커는 CEA가 15.5, NCC−ST433이 1,000에 가까운 높은 수치를 기록했다.

담당 의사에 따르면 전이해도 상당한 수준이 아니라면 종양 마커는 올라가지 않는데, 이렇게 높은 수치는 상당히 진행되어 있거나 경우에 따라서는 다른 곳에 전이되었을 가능성이 있음을 의미하는 것이라고 했다.

2개월의 호르몬제 치료와 방사선 치료에서도 종양 마커의 수치는 개선되지 않았다. 어깨 관절과 목의 두 군데에서는 상당히 진행된 것 같았고, 무엇보다 어깨의 통증이 심해졌다. 외과 선생님은 완전히 치료하는 것은 힘들고, 수술하면 어깨의 통증은 줄일 수 있다며 수술을 권했지만 지난 경험도 있어 거부했다.

지금의 치료 방법으로는 나을 수 없을 것 같아 도서관에서 암에 관한 책을 읽기 시작했다. 그러다가 수용성 키토산에 대한 책을 읽으면서 관심을 가지게 되었다. 먼저 지금까지의 치료를 그만두고, 수용성 키토산을 일단 복용해보기로 했다.

수용성 키토산을 복용하고 나서 2주일이 지났더니 점점 어깨의 통증이 줄면서 잠자리가 편해졌다. 그래서 하루 복용량을 60알로 늘렸다. 3개월 후 내 컨디션은 너무나도 좋아졌다. 그리고 7월 X레이로 조사해보니 목에 있던 그림자가 거의 사라졌고, MRI에서도 알 수 없을 정도로 종양 크기가 작아졌다. 그 후, 2개월 간격으로 X레이로 조사하게 되었다. 담당 선생님은 약이 효과가 있다고 했지만 나는 그 호르몬제를 거의 복용하지 않았다.

그 후 종양 마커는 NCC-ST-433이 9.5(기준치 7.0 이하)였지만, CEA가 1.5(기준치 2.5 이하), CA-15-3이 22(기준치 27~40)로 정상 범위로 회복됐다. 지난 1년은 NCC-ST-433도 입원 시의 1,000에서 6~10으로 정상치에 가깝게 돌아왔다.

지금은 수용성 키토산만을 복용하고 있다. NCC-ST-433은 조금 높지만, 다른 마커는 정상 범위를 나타내고 있다. 목과 어깨에도 특별히 이상한 느낌은 없다. 뼈의 종양은 초기에 발견하기 어렵

기 때문에, 현재 하루에 수용성 키토산 30알을 복용하면서 운동이
나 식사를 조절하고 정기검사에서 뼈의 종양을 관찰하고 있다.

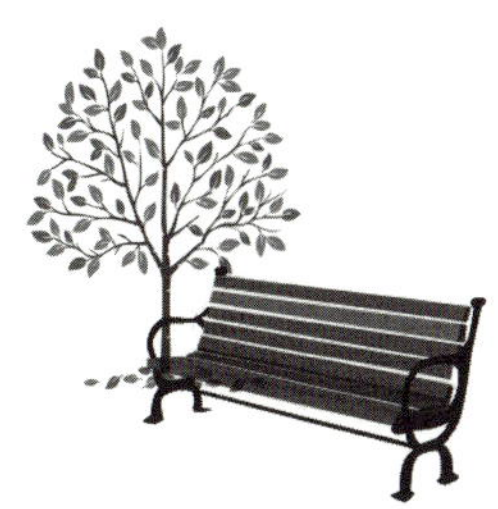

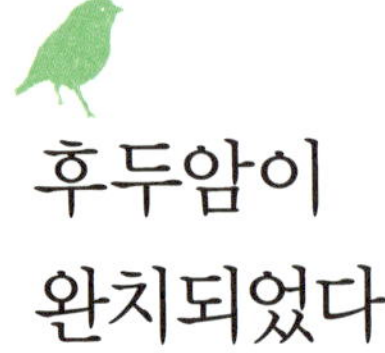

후두암이
완치되었다

타카사키 아키라씨(홋카이도 거주 / 72세 / 무직)

나는 일을 그만둔 이후로 발명과 인생에 대하여 여러 곳에서 강연을 해왔는데, 3년 전 갑자기 목에 이상을 느꼈다. 무엇을 마실 때에도 목이 아프고 소리 내는 것도 힘들어졌다. 처음에는 말을 너무 많이 한 탓이라고 생각해 목캔디나 목에 좋은 약을 사용해 고치려 했다. 하지만 좀처럼 호전되지 않고 반대로 목이 부어 소리마저 나지 않게 되었다.

입을 열고 거울로 들여다보았더니, 목의 깊숙한 곳에 육안으로도 보일 정도의 응어리가 있었다. 너무 놀라 병원에 갔더니 후두암이라는 진단을 받고 큰 병원으로 옮겼다.

뭔가 착각이었으면 하는 마음으로 큰 병원에서 다시 검사를 받았지만, 목덜미의 림프액에도 전이되어 수술조차 할 수 없는 상태라고 했다. 곧바로 입원해 방사선 치료를 시작했는데 총 60회 이상의 방사선 치료가 예정되어 있었다. 하지만 10회를 실시해도 종양은 작아지지 않았고, 기대한 효과는 전혀 없었다.

그러다가 아내의 친구가 수용성 키토산을 소개해 주었다. 새로운 것에 대해 흥미가 있는 나는 저항감 없이 이 수용성 키토산을 치료에 도입했다. 하루에 30알부터 시작했고, 방사선을 받는 전날에는 50알을 복용했다.

수용성 키토산을 복용하면서 점점 낙관적인 상태가 되고, 잘 먹고 잘 자고, 매일 산책도 하고, 외출해 쇼핑도 하는 등 입원 생활을 즐겁게 보냈다. 그 결과 의사 선생님이 예상했던 방사선의 부작용은 일체 나타나지 않았다. 그리고 수용성 키토산을 끈기 있게 복용한 덕분에 방사선으로도 변하지 않았던 암이 서서히 작아지기 시작했다.

수용성 키토산을 복용한지 2개월 후, 목의 종양이 안 보이게 되면서 방사선 치료는 36회에서 끝났다. 림프액의 종양도 작아져 결국 수술 없이 항암제로만 고치기로 했다. 그리고 수용성 키토산 덕분에 항암제의 부작용도 없이 1개월 후에 무사히 퇴원했다.

나는 자신 있게 수용성 키토산은 정말로 훌륭한 물질이라고 말할 수 있다. 그토록 방사선 치료를 받았는데 부작용이 없다는 것도 참으로 신기한 일이다. 병실에 같은 병을 가진 환자도 있었는데, 방사선 치료 단 몇 번 만에 목에 화상을 입어서 치료를 중단하는 경우도 자주 있었다. 결국 세상을 떠난 분도 있다.

나는 지금도 강연을 계속하고 있다. 이전과 다른 점이 있다면 강연 내용 속에 수용성 키토산에 대한 내용이 추가되었다는 점이다. 나는 암을 극복할 수 있었던 것은 수용성 키토산에, 낙관적 사고방식, 현대의 의료 기술이 더해졌기 때문이라고 생각한다. 지금도 정기검사를 받고 있지만 검사 결과에 이상은 없다. 나는 이미 완치되었다고 믿고 있다.

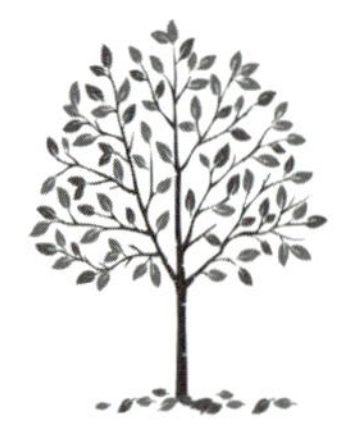

07

암과 싸워 이겼다

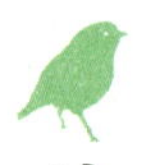

암 전이에서
지금은 암을 억제하고 있다

– 전립선암, 등뼈 등에 전이

유바라 코지씨(도쿄 거주 / 58세 / 사업)

등과 허리의 격심한 통증 때문에 나는 태어나 처음으로 구급차로 병원에 실려 갔다. 생각해보면 반년 정도 전부터 허리에 통증은 있었다. 그럴 때면 지압 정도로 아픔을 없애고 일터로 나갔다. 이따금 무거운 짐을 옮기면 등이 아프기도 해서 어쩔 수 없는 직업병 정도로만 생각하고 있었다.

별거 아닐 것 같았던 요통은 검사 결과 전립선암으로 판명되었다. 이미 골반이나 등뼈에도 전이하고 있는 상태였다. 이 때문에 신경이 압박을 받아 하반신이 저리고 심한 통증을 느꼈던 것이다.

우선 등뼈 세 군데에 있는 암 중의 한가운데 부분을 수술했다. 수술은 종양 주위의 뼈를 깎아서 세포를 꺼낸 다음, 신경의 압박을

없애는 방법이었다. 때문에 수술 이후 어느 정도 통증과 저린 느낌
은 줄어들었다.

그러나 주치의에 따르면 암이 남아있어 통증이 또 발생할 수 있
고, 결국 걷는 것이 힘들어질 것이라고 했다. 그래서 휠체어까지 사
기로 생각하던 때, 문병을 왔던 친구가 수용성 키토산에 대한 책과
제품을 주고 갔다. 친구 말로는 암에 효과적이라고 해서 시험적으
로 하루에 50~80알씩 먹어보기로 했다.

그 결과는 놀랄 만한 것이었다. 8,000 이상이었던 종양 마커가
7,000, 6,000, 5,000으로 검사 때마다 내려갔고, 10개월의 입원
생활을 끝내고 퇴원할 때에는 거의 정상치에 가까워져 있었다. 오
로지 걷고 싶다는 마음으로 다녔던 재활훈련의 성과도 있었던 것으
로 생각된다.

지금은 휠체어에 신세를 지는 일도 없고 코르세트(corset, 척추와 골반
을 고정하여 부담을 주지 않도록 하는 기구)는 장착하고 있지만 자력으로 걸을
수 있다. 그리고 일에도 복귀했다. 무엇보다 수용성 키토산과의 만
남에 감사할 따름이다.

지금까지 3년이 지나도 항암제, 방사선의 치료를 하지 않고 수용
성 키토산을 비롯하여 상어 연골이나 프로폴리스의 건강식품만을
사용하여 암의 성장을 억제하고 있다.

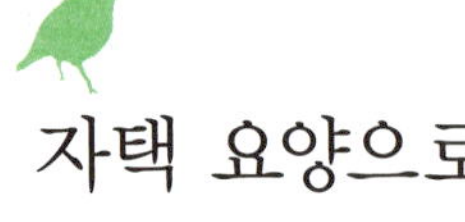

자택 요양으로
암을 극복했다

– 폐암으로 간장에 전이

니모토 켄지씨(도쿄 거주 / 44세 / 회사원)

나는 매우 건강한 체질로 잔병치레 한번 한 적이 없다. 그러던 2006년 1월, 회사 정기검진에서 폐에 작은 종양이 발견되었다. 그러나 아직 젊은 데다 자각 증상도 전혀 없었기 때문에 암이라는 진단이 나왔어도 처음에는 실감이 나지 않았다. 오히려 충격을 받은 것은 부인과 아들이었다.

그때까지 암에 대한 지식이 전혀 없었던 나는 의사가 시키는 대로 화학 치료를 받기로 했다. 항암제를 복용하고 심한 부작용과 싸우는 과정을 3번 반복했다. 부작용으로 늘 기분이 나쁘고 권태감도 심했다. 하지만 가족의 응원 덕분에 이를 악물고 참았다.

암 진단 후 3개월이 지났을 때 의사로부터 간장으로 암이 전이

됐다는 말을 들었다. 폐에 위치한 1cm 정도의 작은 암을 제거하기 위해 힘든 치료도 참아왔는데, 간장에 전이된 데다가 폐의 병소도 점점 커지고 있다는 것이었다.

나는 너무 큰 충격을 받고 의사에게만 모두 맡길 수 없다는 생각에 암에 관련된 책을 읽기 시작했다. 그리고 수많은 책을 접하면서 수용성 키토산이 암에 효과적이라는 사실을 알게 되었다.

일단 복용해 보자는 생각해 하루 50~60알씩 꾸준히 복용했다. 그리고 효과는 3일째부터 나오기 시작했다. 아침에 일어나면 왠지 모를 활력이 생겼다. 화학요법의 부작용으로 인해 감퇴했던 식욕도 급격히 되살아났다. 수용성 키토산의 효과가 틀림없다고 확신하고 의사에게 퇴원을 요구했지만, 의사는 지금부터 통증이 심해지니 병원에 있는 것이 좋을 거라며 허락하지 않았다. 그러나 나는 화학치료보다 수용성 키토산의 효과를 더욱 확신하고 있었기 때문에 애원하듯 매달려 퇴원 허락을 받아냈다.

퇴원 후 집에서 수용성 키토산을 1회 10알씩, 하루 5~6회 복용했다. 복용 2개월째 접어들 무렵 입원 중 5kg 정도 줄었던 체중이 조금씩 증가하기 시작했고, 몸 상태도 날이 갈수록 좋아졌다. 암 진단을 받은 지 3개월 뒤에 실시한 검사에서 폐에 나타났던 종양 3개 중 하나가 사라졌다. 또 간장으로 전이된 암도 더 이상 증식하지 않고 크기도 그대로였다.

나는 반드시 완치될 것이라는 확신을 갖고 수용성 키토산을 매일 40~50알씩 반년 이상 복용했다. 그리고 다음 검사에서 폐와 간장에 있던 암이 드디어 사라졌다는 결과가 나왔다. 의사도 정말 특별한 경우라며 감탄했다.

　직장으로 복귀한 나는 전보다 더 건강해진 상태를 유지하기 위해 흡연이나 과음 같은 나쁜 생활습관을 버리고 수용성 키토산을 꾸준히 복용하고 있다.

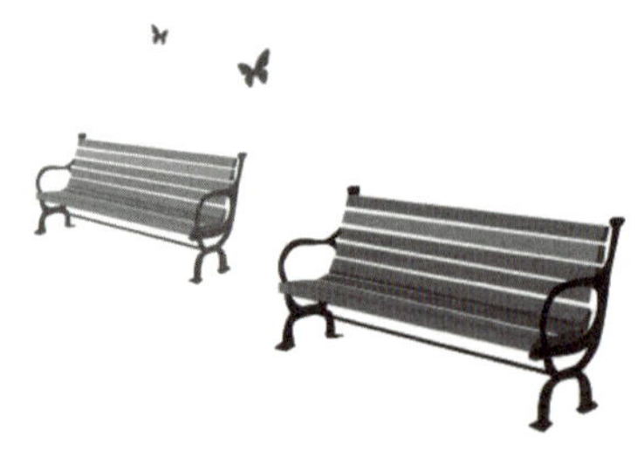

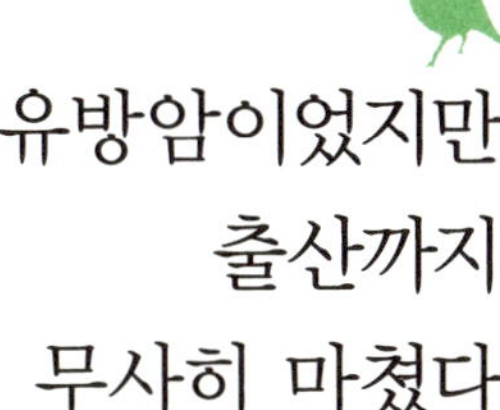

유방암이었지만
출산까지
무사히 마쳤다

마스다 사유리씨(카나가와 거주 / 39세 / 디자이너)

왼쪽 유방에 덩어리가 만져져 작년 2월에 병원에 갔더니 유방암이라는 진단이 나왔다. 수술로 왼쪽 유방을 절제할 것을 권유받고 매우 심란했다. 여러 가지 책을 통해 유방암은 수술로 절제하는 것이 가장 효과가 있고 90% 이상의 높은 치유율을 가진 병이라는 것을 알았지만, 아무래도 한쪽 유방이 없어지는 것이 싫어 수술을 거부했다. 건강식품에 대해서도 조사했지만 너무 많아 어떤 것이 좋은지 갈피를 잡을 수도 없었다.

그러던 어느 날 친구로부터 수용성 키토산을 소개받았다. 나는 키토산에 대한 기초 연구와 임상 결과를 읽고 나서 복용하기 시작했다. 아무리 건강식품이라도 부작용이 있을 것이라고 걱정했지만 하루에 10알부터 시작한 탓인지 특별한 증상은 없었다. 그런데 하루에 30알로 늘리고부터 눈이 충혈되고 얼굴이 붉어지고, 가려움이 그치지 않았다. 소개한 친구는 호전반응이라고 나를 안심시켰고 나는 반신반의하며 계속 복용했다. 그리고 3일 정도 이후에 이러한 증상이 사라졌다. 그리고 1개월 동안 복용하고 나서 병원에서 검진을 받아보니 암 크기는 3.5cm×2.6cm에서 커지지도 않았지만 작아지지도 않았다. 전이도 보이지 않았다고 했다. 나는 통증도 없고 부작용도 없었기 때문에 이 상태로만 유지할 수 있으면 좋겠다고 생각했다.

그런데 친구가 하루에 40알로 늘려 보라고 권유해서 한 번에 10알, 하루에 4번 복용하기 시작했다. 그리고 1개월 이후 다시 검진을 받았더니 암이 반 정도로 작아졌다는 말을 들었다. 그리고 그때 임신 사실을 알게 됐다. 주치의는 "지금이 적절한 시기입니다. 암 크기도 많이 작아졌으니 수술로 떼어내는 것이 확실하고 안전합니다"라며 수술을 권했다. 아이를 위해서라도 수술을 받고 항암제 대신 수용성 키토산을 계속 복용하기로 했다.

수술 후 나는 2주일 만에 퇴원했다. 지금도 한 달에 한 번씩 검진을 받고 있지만 1년이 지난 지금도 상처 자국이 작고 전이도 재발도 없으며, 순조롭게 출산한 아기도 건강하게 자라고 있다. 물론 나는 지금도 수용성 키토산을 계속 복용하고 있다.

기관지에 생겼던 암이 사라졌다

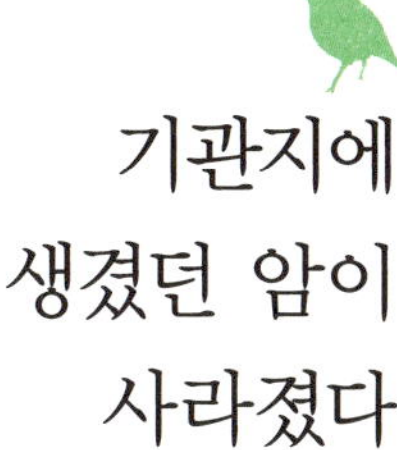

닛타 사토코씨(카나가와 거주 / 42세 / 주부)

30세 중반 이후에 낳은 아이가 아직 3살이었을 때였다. 아이를 모유로 길렀기 때문에 유방이 없어지는 것은 매우 슬픈 일이었다. 하지만 작년 2월 초에 나는 암 때문에 오른쪽 유방을 절제했다. 또 전이가 있어 림프절도 일부 절제했다. 그래서 암세포는 완전히 없앨 수 있을 거라고 생각하고 있었다.

그러나 놀랍게도 불과 3개월 후에는 기관지에 전이되었다. 그리고 더 이상 수술이 불가능한 상태라는 말을 들었다. 기침이 심하고 혈담 등도 나와 호흡곤란을 일으킬 정도로 악화되어 매우 절망적이었다. 그렇지만 아직 어린아이를 생각하니 비관적으로만 지낼 수는 없는 노릇이었다. 필사적인 심정으로 남편에게 암에 좋은 것은 무엇이든 찾아달라고 부탁했다.

그러다가 남편이 책, 잡지 등에서 얻은 정보를 바탕으로 가장 좋다고 확신하는 건강식품을 가져왔다. 그것이 바로 수용성 키토산이었다.

나는 이제 이것밖에 없다는 심정으로 하루에 5~6번, 10알씩 복용하기 시작했다. 그랬더니 놀랍게도 다음 날부터 바로 기침이 멈췄다. 같은 방에 있던 환자도 너무나도 빨리 나타난 효능에 놀란 모습이었다.

그리고 3개월 후 기적이 일어났다. 그때 이미 기침과 혈담이 멈추었던 것이다. 컨디션도 좋았고 식욕도 생겨 자택요양을 하고 있었는데, 얼마 후 정기검사를 받은 결과 기관지에 생겼던 암세포가 거의 사라져 있었다. 나는 물론이고 의사도 믿을 수 없다는 얼굴이었다. 세포가 있을까 말까 할 정도까지 암은 작아져 있었다.

이제 끝이라고 생각했던 것이 불과 4개월 전의 일이다. 마치 나쁜 꿈이라도 꾼 듯한 기분이었다. 올해 들어 더욱더 몸 상태가 좋아졌다. 지난 1년 동안은 감기는커녕 피로감도 느끼지 않았다. 건강한 몸으로 우리 아이가 커가는 모습을 지켜볼 수 있다고 생각하니 저절로 눈물이 넘쳐흘렀다. 수용성 키토산을 찾아준 남편에게도 고마운 마음이 가득하다.

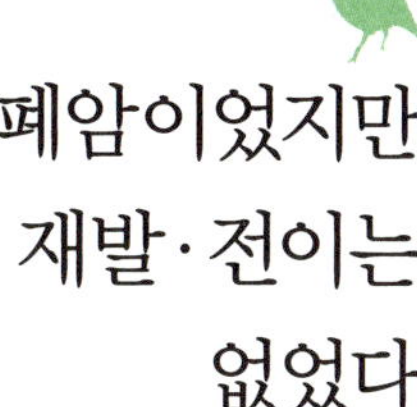

폐암이었지만
재발·전이는
없었다

타무라 야스코씨(니가타 거주 / 63세 / 주부)

가슴에 어쩌다가 둔통이 느껴지고 기침과 담도 나오는 상태였다. 그래서 정기검진을 받았더니 의사가 폐에 그림자가 있는 것 같다고 했다. "도대체 무슨 그림자?"라는 생각에 곧바로 종합병원으로 가서 검사를 받기로 했다. 내과 의사에게 검사 결과를 물었지만 분명히 말해주지 않고, 그저 "가슴에 여러 가지 병이 있습니다"라고 할 뿐이었다. 그리고 다시 검사를 받은 결과 "5단계 중 3단계"라는 말과 함께 곧바로 수술하는 편이 좋겠다는 권유를 받았다. 그 말을 듣고 나는 암이라고 확신했다.

수술은 처음이라 너무 무서웠지만 여러 의사들과 상담하여 심사숙고한 뒤 수술을 결정했다. 나는 오른쪽 폐의 상엽부(上葉部)의 수술을 받았다. 수술은 성공적으로 끝났고 경과도 좋아 1개월 반 동안의 입원 끝에 집으로 돌아올 수 있었다.

퇴원 후 "지금부터 어떤 생활을 해야 할까?"라는 생각에 암에 관한 여러 가지 책을 사와 읽었다. 딸도 지금부터가 중요하다고 하고 내 스스로도 전이될 수도 있다는 생각에 재발과 전이를 예방하기 위한 식사요법 등을 찾으며 여러 가지로 연구하기 시작했다.

그때 딸이 암환자에게 좋다고 하며 수용성 키토산을 주면서 한번 시험적으로 먹어보라고 했다. 하루에 50알을 5번으로 나누어 6병을 다 복용했을 무렵이 되자, 그때까지 있었던 가슴의 통증, 동계(同悸)와 헐떡임이 없어졌음을 알게 되었다. 또 체력이 회복되면서 헐떡이지 않고 청소 등의 살림도 가능하게 되었다.

최근의 정기검진에서도 전혀 이상은 없었고 밭일이며 가사에도 힘쓰고 있다. 지금은 체력에 자신이 붙어 전이에 대한 공포도 완전히 없어졌다. 키토산은 하루에 15~30알씩 계속 복용하고 있다.

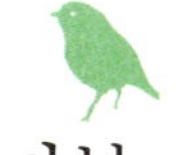

수술·화학요법을 거부,
그렇지만 종양이 작아졌다

– 위암, 간장암, 임파종양

오노 와헤이씨 (시즈오카 거주 / 64세 / 무직)

작년 11월 무렵의 일이다. 나는 평소 건강하기로 유명했는데, 갑자기 쉽게 지치고 좋아하던 술맛까지 이상해져서 근처 단골 의사에게 진찰을 받았다.

그 결과 위, 간장, 림프액에 암이 있음을 알았다. 사실 그렇게까지 전이되어 있다는 사실에 나는 너무나 놀랐다. 의사는 수술을 해보자고 했지만, 나이도 있고 해서 수술은 하지 않기로 했다. 또 병원에서의 화학요법도 거부했다.

걱정한 딸이 수용성 키토산을 들고 온 것은 암이라는 것을 안 직후의 일이다. 딸은 친구에게 들었다면서 나에게 수용성 키토산을 주었다. 특별히 통증 등의 자각 증상은 별로 없었지만, 방치하면 낫는 것도 낫지 않게 될까봐 일단 복용해 보기로 했다. 그러고 나서 하루에 10알씩을 4~5번으로 나누어 복용하시 시작했다. 그러자 병문안 오던 딸이 이전보다 안색이 아주 좋아졌다고 했다. 사실 나 스스로도 식욕도 생기고 컨디션도 좋아 내심 수용성 키토산의 효과를 느끼고 있었다.

암을 알고 나서 약 3개월이 지났다. 수용성 키토산은 변함없이 하루에 50알 정도 계속 복용하고 있다. 검사하러 갔더니 5cm 정도였던 위의 종양 그림자가 거의 반 정도로 작아졌고, 간장과 림프절의 암도 소강상태로 그 이후 진행은 없었던 것으로 나타났다. 약은 복용하지 않았기 때문에 이것은 100% 수용성 키토산 덕분이라고 생각한다.

그 후, 하루에 50알의 수용성 키토산과 종양에 좋다는 프로폴리스도 복용하기 시작했다. 그러자 1년도 지나지 않아 간장과 림프액의 암이 사라졌고, 위에 남은 것도 0.5mm로 작아졌다는 결과를 받았다. 이제 모든 암세포와 작별하는 날도 머지않아 보인다. 지금은 수술도 항암제도 쓰지 않은 것을 다행으로 생각하고 있다. 그리고 암은 분명 나을 것이라고, 나는 굳게 믿고 있다.

위를 전부 다 적출했지만,
회복이 빨라 일에 복귀할 수 있었다

- 위암

타나카 켄지씨(이바라키 거주 / 50세 / 회사 임원)

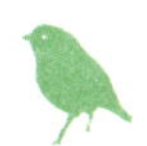

우리 어머니는 5년 전에 대장암으로 수술을 받으셨지만, 폐로 전이하여 결국 돌아가셨다. 그리고 2년 전에 형도 위암에 걸려, 위를 전부 적출한 지 반년 만에 세상을 떠났다. 우리 가족에게는 너무나도 힘든 시기였다. 암에 걸리기 쉬운 유전자인가 싶어 나는 건강진단을 제대로 받고 식사에도 충분히 신경을 써왔다. 그러다가 작년 11월의 검진에서 위에 폴립이 있다는 말을 듣고 정밀 검사를 받았다. 조직 검사 결과는 악성종양으로, 주치의로부터 수술을 권유받고 그대로 휴직하고서 입원하게 되었다.

수술하고 나서 항암제를 투여하고 퇴원했지만, 음식을 먹지 못했고 먹어도 곧바로 토해 버렸다. 온몸에 통증이 심해 잠도 제대로 못자는 괴로운 날들의 연속이었다. 그때 아내는 주치의로부터 "기껏해야 반년이니까, 먹을 수 있는 것이라면 뭐든지 드시게 하세요"라는 말을 들었다고 한다.

걱정한 친구들이 여러 가지 건강식품을 소개해 주었지만, 이것저것 시험해보아도 나에게 맞지 않아 대부분 복용해도 토해버리기 일쑤였다. 그중에 마지막으로 선택한 것이 수용성 키토산이었다. 키토산에 대해서는 신문, 텔레비전 등에서 항암 작용이 있다고 알려져 있었고, 일본 키틴 키토산 학회라는 학술 단체도 있었으며, 의사가 치료에 사용하는 병원도 있다고 해 왠지 믿음이 갔다. 게다가 수용성이니까 물에 풀어서 음료에 혼합하여 마실 수 있기 때문에 편했다. 하루에 30알을 복용해도 위화감이나 호전반응의 증상도 없었다.

1개월 후, 우리 형 때와는 달리 조금씩 식욕이 생기기 시작했다. 그때부터 하루 복용하는 양을 50알로 늘리고, 일과라 생각하고 빠짐없이 복용했다. 3개월이 지나자 식욕이 더 생겨 대부분의 음식을 먹을 수 있게 되었다. 물론 몸 상태도 호전되기 시작했다. 하루에 2번, 반드시 1시간의 산책을 하고 쇼핑도 하는 등 일상생활을 즐길 수 있게 되었다.

그리고 3월 검사를 받았더니, 주치의가 "수술이 성공해 전이, 재발도 발견되지 않았습니다. 이제 괜찮으니 안심하셔도 됩니다"라고 했다. 반년이 지나자 컨디션이 매우 좋아져 지병이었던 치질도 어느새 나았다. 작년의 여름휴가가 끝나고 나서부터는 회사에 다시 출근하기 시작했다. 이제 회사에서는 이전보다 안색이 좋아졌다는 말을 많이 듣는다.

1년 이상이 지났지만 확실히 이전보다 지치는 일이 적고, 토요일에 출근해도 그다지 힘들지 않다. 아내도 그 전까지는 자주 두통과 불면으로 병원에 다니던 것이, 수용성 키토산을 복용하고 나서부터는 그러한 증상이 완전히 없어져 몹시 기뻐하고 있다.

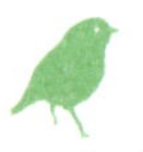

시한부 3개월에서
지금은 건강하게 회복했다

– 간장암

시마자키 아키라씨(오사카 거주 / 51세 / 공무원)

내 남동생은 아직 48세인데 작년 5월, 갑자기 황달로 쓰러졌다. 병원에서 검사했더니 간장암이라는 판정을 받았다. 7월에 수술을 했지만 직장으로 전이해 2개월 후 다시 수술을 하고 인공항문을 달았다. 그러나 좀처럼 익숙해지지 않고 혈변(血便)도 그치지 않았으며, 식사도 제대로 할 수 없는 상태였다. 그때 주치의는 나에게 동생이 앞으로 길어야 3개월이라고 했다.

남은 시간이 3개월이라는 무게는 가족 전원에게 뼈저리게 느껴졌다. 무언가 방법이 없을까 하고 여러 의사 선생님에게 이야기를 듣고 조사했다. 그러나 하루하루 시간은 지나갔고, 주치의가 말한 대로 병상은 더욱 악화되었고, 폐에도 그림자가 있음을 알았다.

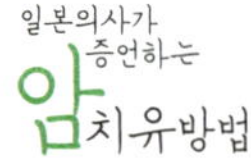

그 무렵, 내 고등학교 친구로부터 수용성 키토산을 추천받았다. 지푸라기라도 잡는 심정으로 수용성 키토산을 물에 풀어서 주스에 혼합하여 남동생에게 먹였다. 하루에 약 30알의 페이스로 2주 정도 계속했다. 그랬더니 기침이 멈추어 죽을 먹을 수 있게 되었다. 그때 나는 수용성 키토산의 효과를 믿고 진지하게 치료에 임하기 시작했다.

복용한지 3개월 만에 남동생은 기적적으로 회복해 퇴원했다. 식사도 충분히 할 수 있게 되었고, 변통에도 문제가 없어 체중도 늘어났다. 종양 마커가 정상치에 가까워지고 폐암도 사라졌다.

1년 이상, 수용성 키토산을 하루에 30알씩 복용하는 탓인지 지금은 매우 건강하며 일에도 복귀했다. 마치 3개월이라고 선고받았던 것이 거짓말이었던 것처럼……

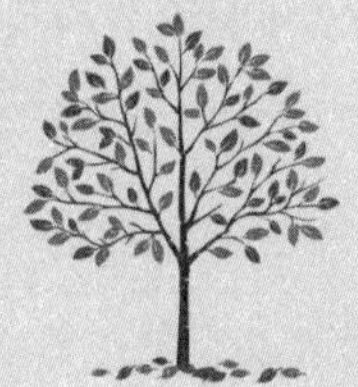

08

불치의 암치유법, 수용성 키토산

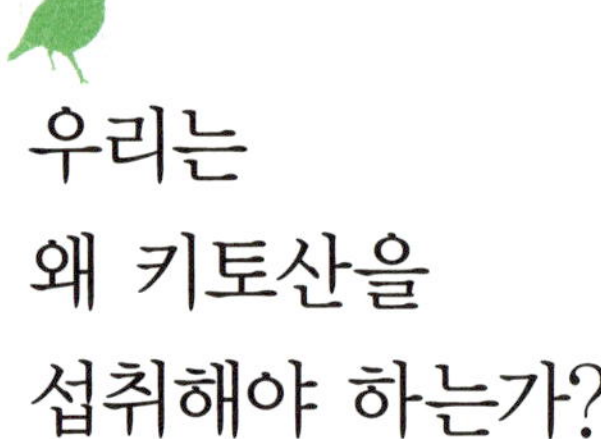

우리는
왜 키토산을
섭취해야 하는가?

지금까지 수많은 병을 극복해 온 의학은 지금도 눈부신 발전을 기록하고 있으며 그 영역은 이미 유전자 수준을 넘어서고 있다. 그 덕분에 우리들은 예전에 비해 병으로 목숨을 잃는 확률은 크게 줄었다.

특히 전 세계적으로도 톱 수준이라고 할 수 있는 일본 의료현장에는 하이테크를 구사한 최신 치료기기가 줄지어 있고 획기적인 신약도 사용되고 있다. 지금까지 기술적인 문제로 놓쳤던 작은 병의 징조까지 잡아내면서 '불치병'이라고 불리던 난치병도 지금은 '나을 수 있는 병'이 되었다.

일본은 고도경제성장을 지나오면서 식량 사정이 급격히 좋아졌고 위생적으로도 개선되면서 눈부신 의학의 진보를 이룩했다. 그리고 그 결과 일본은 세계 최장수국이 되었다. 그러나 일본 국민의 평균 수명이 늘었다고 해서 병에 걸리는 사람이 감소한 것은 아니다. 그 좋은 예가 바로 암이라고 할 수 있다. 지금은 암이라고 해도 조기에 발견만 한다면 치료가 가능한 경우가 많지만 지금도 암환자 수가 계속 증가하고 있는 것이 사실이다.

한국과 마찬가지로 일본도 암에 따른 사망자 수는 계속 증가하고 있으며 1981년 뇌졸중을 제친 이후 줄곧 사망원인 1위를 차지하고 있다. 그리고 그 수도 매년 1만 명이라는 무서운 속도로 증가하고 있다.

게다가 연령별로 암 사망률을 보면 50세 이상이 압도적으로 많아 암 발병이 연령과 깊은 관계가 있다는 것을 알 수 있다. 한마디로 일본의 암환자 수 증가는 의학의 진보에 따라 국민 수명이 증가한 결과라고도 할 수 있다. 앞으로 사회 고령화가 더욱 진행된다면 암에 걸리는 사람의 비율도 한층 증가할 것이다.

암뿐만이 아니다. 식생활의 서양화와 첨가물을 다량으로 사용한 가공식품의 보급, 고도정보사회와 자동차사회가 초래하는 과잉 스트레스와 운동부족, 그리고 다이옥신을 비롯한 대기와 수질, 토양의 오염 등, 현대의 우리 주변에는 건강을 해치는 요소가 흘러넘치고 있다. 이러한 환경 속에서 살고 있는 우리 몸은 알게 모르게 침식당하고 있으며 결국 생체활동에도 지장을 주게 된다.

실제로 심장병과 뇌졸중, 혹은 당뇨병 등 소위 생활습관병이라고 하는 현대병의 대부분은 이러한 생활환경 속에서 생기는 것이다.

때문에 의학이 진보하고 의료 환경이 개선되어도 병으로 힘들어 하는 사람은 계속해서 증가하고 있다.

| 시대가 건강식품을 요구하고 있다 |

암을 비롯해 뇌졸중과 심장병, 당뇨병 등이라고 하는 생활습관병은 이름 그대로 일상 생활습관과 깊은 관련을 가진다. 편중된 식생활이 가져오는 칼로리와 지방의 과잉 섭취가 고혈압과 고지혈증을 초래하고 그것이 뇌졸중과 심장병이라고 하는 병의 원인이 된다.

또 비만과 운동부족이 당뇨병을 유발하는 원인이 된다는 사실은 유명하다. 암도 식품과 담배, 대기 중에 포함되어 있는 다양한 화학물질과 관계성이 있고, 일상생활 속에서 느끼는 과잉 스트레스도 병을 유발하는 큰 요인 중 하나인 것으로 지적된다.

그리고 생활습관병의 대부분은 자각증상이 없는 채로 조용히 몸을 위협한다는 특징이 있다. 때문에 병을 알아차렸을 때에는 병이 꽤 진행되어 있는 케이스가 많다. 또 평소의 식생활과 생활 스타일에 기인하고 있어 여러 가지 병이 동시에 진행되기 쉬운 경향이 있다. 오랫동안의 생활습관에 따라 약화된 몸은 모든 병에 대해 저항력을 잃어버리고 마는 것이다.

게다가 세균과 바이러스에 따라 발병하는 것이 아니라 체질적인 것이 만들어 내는 생활습관병은 최첨단 의학을 사용해도 완치되기 힘든 경우도 많다. 현대의학은 감염증을 비롯한 병을 고치는 것은 쉬워도 병에 대한 저항력을 잃어버린 체질까지 개선시키는 것은 힘들다.

간장이 나쁘면 간장만을 진단하는 것이 지금의 의학이며 약도 어디까지나 특정 병을 고치기 위한 것이다. 최첨단을 걷는 의학기술도 병상이 나타나야지 그 힘을 발휘하게 된다. 의학의 진보와는 반대로 병에 걸리는 사람이 증가하고 있는 이유도 바로 여기에 있다.

이러한 가운데 일본에서도 지금까지 서양의학에만 의존하고 있던 의학계를 의문시하는 목소리가 나오기 시작했다. 앞에서도 재차 언급했던 대체의료가 바로 그것으로, 사람의 몸이 원래 가지고 있는 자연치유력을 높여 건강을 유지하고 건강을 되찾는다는 의미를 가진다.

우리 몸에는 병에 걸려도 그것을 스스로 고치려고 하는 기능이 있는데, 이러한 생명생체활동조정기능을 몸 내부에서 강화함으로써 병에 맞서는 것이다.

대체의료에는 식사요법이나 심리요법 등 다양한 방법이 포함되지만, 그중 하나가 건강식품을 중심으로 하는 치료법이다. 건강식품이라고 하는 것은 소위 건강에 좋은 식품 전반적인 것을 가리키며 그 수는 상상을 뛰어넘을 정도로 많다. 즉, 건강식품을 먹음으로써 본래 우리가 가지고 있는 자연치유력을 높인다는 것이다.

건강식품은 의약품이 아니지만 그 속에는 다양한 병에 대해 높은 효과를 발휘하는 것도 있다. 그러한 것을 잘 이용하면 병의 치유에도 도움이 된다. 건강식품이라면 기본적으로 약처럼 부작용을 걱정할 필요도 없으며 일상적으로 섭취해도 몸에 악영향을 미치지 않는다.

이러한 건강식품 중에서 가장 각광을 받고 있는 것 중 하나가 바로 '키토산'이다. 실제로 일본에서는 키토산 붐이 일어난 이후 키토산 가공식품과 함유식품이 건강식품의 최고봉으로 군림하고 있다.

키토산은 바다에 살고 있는 게의 껍질 등에 포함되는 키틴이라고 하는 성분이 바탕을 이루고 있다. 이렇게 인간의 몸과는 아무런 관계도 없을 법한 물질이 어떻게 우리 건강에 도움이 된다는 것일까?

사실 사람은 예전부터 다양한 식물을 통해 키토산을 섭취해 왔다. 예를 들어 곤충을 들 수 있는데 메뚜기와 벌의 애벌레 등에는 키틴이 풍부하게 포함되어 있다. 또 식물도 자연계로부터 키토산을 흡수하고 있어 사람은 야채 등의 작물을 통해 키토산을 섭취해 왔다.

식물은 곤충이 꽃이나 잎에 머물면 키티나아제와 같은 효소를 분비한다. 이러한 효소가 키틴을 포함한 곤충의 표피를 아주 미량이지만 녹여 영양분으로 이용하고 있다. 그러나 환경오염과 대량의 농약 살포에 따라 작물에 머무는 곤충은 급감했고, 그 결과 인위적인 환경파괴가 생물군의 생태계 균형을 무너뜨리고 곤충-식물-인간이라고 하는 키틴의 순환까지도 동시에 단절시켜 버리고만 것이다.

바꾸어 말하자면 현대인은 키토산을 대부분 포함하지 않는 야채 등을 먹고 있는 것으로 식물을 통해 체내에 키토산을 섭취할 기회를 잃어버린 것이다. 편리함과 효율성을 너무 추구한 나머지 우리들은 우리도 모르는 사이에 키토산 결핍 상태에 빠져버렸다.

　체내에서 키토산은 우리 몸의 생체 활동을 정상적으로 유지하도록 한다. 게다가 병에 강한 튼튼한 몸을 만드는 것뿐만 아니라 약에 가까운 기능도 가지고 있는 것이 키토산의 최대 특징이다.

　예전과는 비교조차 할 수 없을 정도로 의료 환경이 정비되어 있음에도 불구하고 환자 수가 증가하고 있는 배경에는 이러한 현대인의 키토산 섭취 부족이 있는지도 모르겠다. 세계적인 환경 파괴가 점점 심각해지면 인간의 자연치유력은 앞으로도 더욱 저하될 것이다.

　한국도 이제 고령화 사회로 접어들고 있다. 나이를 먹으면 체력을 잃는 것은 어쩔 수 없는 일이다. 그러나 키토산으로 균형 잡힌 생체활동을 유지할 수 있다면 몸이 쇠퇴하는 것은 최소한 막을 수 있을 것이다.

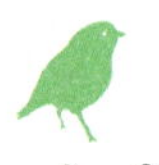

수용성 키토산의
구조는 어떻게
되어 있는가?

지금까지 말해온 키토산은 게나 새우 등의 껍질에 포함되어 있는 키틴이라고 하는 성분이 원료가 된다. 약산성과 알칼리성에 강하며 석탄 포함 정도에 따라 아주 딱딱해지는 성질을 가지고 있다.

키틴은 게와 새우의 껍질뿐만 아니라 자연계에도 풍부하게 존재하고 있다. 곤충의 표피와 버섯류 등의 세포벽에도 포함되어 있어 지구상의 생물이 생산하는 키틴의 양은 연간 1,000억 톤에 달하는 것으로 추정된다.

그러나 이 키틴을 풍부하게 포함하고 있는 게나 새우의 껍질은 인간에게 있어서는 대부분 이용가치가 없는 것으로 치부되어 왔다. 이러한 키틴에 재빨리 착목한 것은 60여 년 전 당시 구소련으로,

방사능물질을 흡착, 제거하는 물질로 키틴에 착목했다. 미국과 소련이 경쟁하듯 핵개발에 몰두하고 있는 가운데 군사 이용 목적으로 연구되기 시작한 것이다.

이후 1960년대가 되자 미국과 중국 등에서 농업·공업 분야에 대한 키토산의 응용 연구가 활성화되었다. 그리고 1977년 미국 보스턴에서 '제1회 키틴·키토산 국제회의'가 열렸고 1982년 일본 삿포로에서 제2회가 개최되었다.

이 국제회의를 계기로 일본에서도 키토산에 대한 관심이 급증했고, 이때부터 게 껍질을 활용한 키토산의 본격적인 연구가 시작되었다. 그리고 1985년에는 문부과학성이 '키틴·키토산 및 관련 효소의 기초·응용 연구의 새로운 전개'를 목적으로 홋카이도대학과 돗토리대학을 비롯한 13개의 대학에 연구비를 조성해 키토산의 종합적인 기초연구를 시작했다. 또 1992년에는 돗토리대학 농학부가 개발한 면상태의 키토산을 동물 치료용제로서 정부가 인가, 1993년에는 국립건강영양연구소가 인체로 키토산의 콜레스테롤 저하 작용을 확인했다. 게다가 1995년에는 후생노동성의 단체인 일본건강·영양식품협회가 '키토산가공식품의 규격기준'을 설정함과 동시에 후생노동성의 특정보건식품으로서도 인정되었다.

이처럼 일본의 키토산 연구는 시작된 지 30년밖에 지나지 않았음에도 불구하고 예상 이상의 성과를 거두고 있고, 현재 건강식품 분야에서도 가장 기대 받는 식품으로 부상했다.

키토산의 연구가 진행되고 그 인체에 유효한 작용이 차례차례 밝혀짐에 따라 지금까지 단순한 쓰레기였던 게 껍질이 인류에게 있어 유익한 자원임을 알게 됐다.

그러나 게 껍질에는 키토산의 원료가 되는 키틴 이외에도 단백질과 탄산칼슘이 거의 동등량 포함되어 있다. 이들 세 가지 물질이 탄탄하게 연결되어 딱딱한 껍질을 만들고 있는 것인데 키토산을 만들기 위해서는 게 껍질에서 키틴만을 추출해야 한다. 그리고 게 껍질을 화학처리해 키틴 이외의 성분을 제거하는 작업이 진행된다.

그 과정을 살펴보자면, 우선 게 껍질을 진한 알칼리 용액(약 5%의 수산화나트륨)에 담가 단백질을 제거한 후 그것을 다시묽은 염산(약 5%)에 담가 칼슘을 염화칼슘으로서 제거한다. 이렇게 해서 게 껍질에서 추출된 키틴은 화학적으로는 '아세틸글루코사민'이라 불리는 물질로, 아직 당 분자가 수백만 개나 연결된 고분자의 상태를 형성하고 있다. 하지만 이대로라면 물에도 녹지 않고 우리가 먹더라도 체내에 흡수되지 않기 때문에 다시 한 번 키틴을 고농도의 알칼리 용액에 담가 고열처리 한다. 그러면 아세틸글루코사민에서 아세틸기가 제거되어 글루코사민의 폴리머만이 남는다.

이것을 '탈아세틸화'라고 하는데 이 탈아세틸화에 따라 얻어진 글루코사민이 바로 키토산이다. 글루코사민을 정제해 다양한 키토산 제품이 만들어지는 것으로 이 일련의 과정을 '키토산화'라고 부른다. 즉, 게 껍질에 포함된 키틴은 키토산화 되어야만 비로소 우리의 건강에 도움이 되는 물질로 변하는 것이다.

그러나 키틴을 화학처리해 키토산화 할 때에 기술적인 이유로 100% 순수한 키토산을 만드는 것은 힘들다고 한다. 기존의 제조법으로는 키틴의 탈아세틸화는 한계가 있으며 키토산을 제조하는 과정에서 20% 정도의 키틴이 남는다. 또 게 껍질로 만든 키토산은 가루 상태가 되는데 이 상태로는 물에 잘 녹지 않고 체내에 대한 흡수율도 떨어진다. 때문에 키토산 분말을 약산과 효소 등으로 특수 용해해 물에도 잘 녹도록 한 것이 '수용성 키토산'인 것이다.

정리하자면 키토산을 수용성으로 만듦으로써 체내 흡수율을 높인 것이 수용성 키토산이며, 다른 키토산 제품에 비해 보다 강렬한 효능을 가지는 것도 수용성 키토산만의 특징이다.

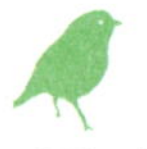

좋은 수용성 키토산 제품을
고르는 기준은
무엇인가?

키토산은 키틴을 화학처리로 탈아세틸화 한 것인데 제조과정에서 반드시 몇 % 정도의 키틴이 남는다. 즉, 어떠한 키토산제품이라도 반드시 키틴이 혼합되어 있고, 그 비율을 나타내는 것이 탈아세틸화도이다.

예를 들어 탈아세틸화도 50%의 키토산이라면 그 속에 절반은 키틴 상태 그대로 남아있다는 의미가 된다. 게다가 탈아세틸화도 50%의 제품이나 40% 제품 모두 키틴·키토산제품으로서 취급되어 왔지만, 이 경우 같은 키토산 제품이라고 해도 그 성질에 차이가 있다는 점을 조심해야 한다. 탈아세틸화도가 다르면 물에 대한 용해도 다르고 몸에 흡수도 달라 결정적으로 체내에서의 작용에도 큰 변화가 나타난다.

일본에서는 이러한 헷갈림을 없애기 위해 1995년 건강·영양식품협회가 탈아세틸화도 80% 이상을 키토산으로 지정했다. 그리고 키토산가공식품규격기준에서는 키토산 분말을 50% 이상 함유하고 있는 것을 키토산가공식품, 20% 이상 함유하고 있는 것을 키토산함유식품이라고 지정했다.

그러나 이것만으로는 수용성 키토산이라고 할 수 없다. 수용성 키토산이라고 하는 것은 이름 그대로 '물에 녹는 키토산'을 의미한다. 실제로 키토산이 체내로 들어오면 위산 등에 녹아 그제야 몸에 흡수되기 쉬운 상태가 된다. 키토산은 글루코사민으로 된 폴리머인데 산성의 위액이 글루코사민의 고리를 끊어 장에서 흡수되기 쉬운 형태로 바꿔 주는 것이다. 이 상태가 되면 키토산은 물에도 쉽게 녹아 체내에서의 흡수량도 향상된다.

이와 같이 우리 몸속에서 진행되는 글루코사민의 분해를 미리 제조단계에서 화학처리를 통해 물에 녹기 쉽도록 만든 것이 수용성 키토산인 것이다.

일본건강·영양식품협회는 탈아세틸화도 80% 이상을 키토산식품으로 인정하고 있지만, 탈아세틸화도가 높다고 해서 반드시 수용성이라고는 할 수 없으니 제품을 선택할 때에는 충분히 이해해 두어야 할 것이다.

수용성 키토산을 만들기 위해서는 키틴을 탈아세틸화 해 얻어진 키토산의 분말을 효소나 효모로 용해해야 한다. 효소나 효모로 키토산을 용해하고 저분자화 하는 것이다. 산성액이나 비타민C로 용해하면 키토산의 기능을 저해하기 때문에 그렇게 수용성 저분자로 분해해서는 안 된다. 그래서 키토산은 비로소 체내에도 쉽게 흡수할 수 있게 되는데, 상품화를 위해서는 키토산의 용액을 다시 분말로 되돌릴 필요가 있다. 액체 상태로는 보존이 힘들고 먹기도 힘들기 때문이다.

구체적으로는 동결건조(Freeze Drying) 혹은 분무건조(Spray Drying)이라고 하는 수법이 널리 이용되고 있는데, 이 때 키토산 용액을 덱스트린(Dextrin)이라고 하는 물질에 흡착시켜 수분을 날린다. 이 방법은 키토산의 함유율을 높인다는 장점이 있다.

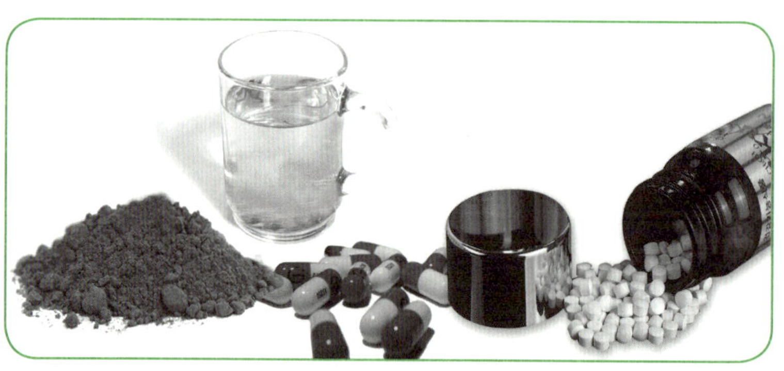

키토산의 다양한 가공 형태

이에 따라 수용성 키토산의 분해에서 항상 선구적인 역할을 담당해 온 일본 일본생물화학(회사명)은 탈아세틸화도 95%라고 하는 고품질 키토산을 사용함과 동시에 그것을 효모, 효소로 특수 용해해 덱스트린에 흡착시켜 순수한 키토산 파우더를 만드는 기술을 개발해 실용화하고 있다.

그러나 그것으로 건강식품으로서의 수용성 키토산이 완성되는 것은 아니다. 보다 먹기 편하게 하기 위해 또 섭취량을 한눈으로 알 수 있도록 하기 위해 분말 상태의 키토산을 정제로 가공하는 공정이 남아있다.

즉, 파우더 상태의 수용성 키토산을 정제로 굳히는 것인데 저분자화된 수용성 키토산은 입자가 작고 가볍기 때문에 고형으로 만드는 것은 쉬운 일이 아니다. 일반적인 방법으로는 곧 분말로 되돌아오기 때문이다. 첨가물을 사용하는 방법도 있지만 첨가하는 것에 따라 섭취가 힘든 사람이 있을 수도 있어 우려되는 부분이다.

그중에는 키토산 파우더를 캡슐에 넣어 상품화한 것도 있지만 캡슐의 젤라틴 품질이 나쁘면 체내에서 잘 녹지 않을 가능성이 있다. 또 질이 좋은 젤라틴일수록 온도가 높아지면 녹아버리기 때문에 보존상에 문제도 있다. 이러한 젤라틴의 약점을 보완하기 위해 동물성의 교질을 첨가하는 경우도 있으나, 그러면 위가 약한 사람은 그대로 배출하거나 체내에서 위벽이 붙어버릴 가능성이 있다. 실제로 캡슐의 키토산을 대량으로 섭취해 장폐쇄를 일으킨 사례도 있다.

그래서 앞의 일본생물화학은 물기가 없는 키토산 파우더에 몇 번이나 압력을 가해 정제로 굳히는 독자적인 제조법을 채용하고 있다. 몇 톤이나 되는 압력을 재차 가함으로써 순수하면서도 안전한, 아기부터 노년층까지가 걱정 없이 먹을 수 있는 수용성 키토산을 만들 수 있는 것이다.

이처럼 수용성 키토산을 상품화하기 위해서는 수고와 시간이 많이 든다. 또 고품질의 수용성 키토산을 만들기 위해서는 키토산의 탈아세틸화도를 높임과 동시에 원료인 키틴의 품질에도 신경을 써야 한다. 물론 비용도 계속 높아진다.

시장에는 같은 수용성 키토산이면서도 다양한 가격의 제품이 판매되고 있다. 그러나 그 기능과 작용의 정도는 원료와 그 제조방법에 따라 크게 다르다. 수용성 키토산을 선택할 때에는 가격뿐만 아니라 좋은 제품을 선별할 줄 아는 안목이 무엇보다 중요하다.

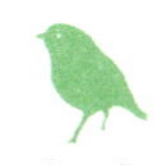

수용성 키토산과
고분자 키토산의
차이점은?

같은 게 껍질에서 만들어진 키토산이라고 해도 탈아세틸화도와 용해 방법 등에 따라 그 기능과 작용은 크게 차이가 난다. 최대의 이유는 체내 흡수율의 차이에 있다.

몇 년 전 일본에서는 키토산 붐이 일었던 적이 있다. 그러나 그 붐은 그다지 오래가지 못했다. 질 나쁜 제품이 대량으로 나돌았기 때문인 것도 있지만 키토산 자체의 체내 흡수율이 나빴던 점도 부정할 수 없다. 키토산이 몸에 흡수되기 힘든 이유는 키틴을 탈아세틸화 한 것만으로는 분자량이 너무 크기 때문이다.

사람의 장에서 직접 흡수할 수 있는 분자량은 약 3만 정도라고 한다. 그러나 키토산의 분자량은 10만에서 100만에 달하는 고분자의 상태이다. 때문에 물에도 잘 녹지 않고 아무리 키토산을 섭취해도 대부분이 체내에 흡수되지 않고 배출되어버리고 마는 것이다. 고분자 상태로는 위에서 소화되어도 장에서 흡수되는 것은 10~30%에도 못 미친다. 그 정도의 흡수율로는 키토산이 아무리 건강에 좋은 성분을 풍부하게 함유하고 있다고 해도 건강식품으로서의 역할은 다하지 못한다.

아무리 키토산을 계속 먹어도 몸이 좋아지지 않는 것은 당연한 일이다. 아마 매일 한 컵 정도의 키토산을 섭취하지 않는 이상 키토산의 효과를 절대 보지 못할 것이다.

키토산이 체내에 고효율로 흡수되기 위해서는 분자량을 2,000~6,000 전후로 조정할 필요가 있다. 그 정도로 저분자화해야 물에도 녹기 쉽고 체내에 대한 흡수율도 좋아진다. 다만, 분자량이 2,000 이하가 되면 키토산이 아니라 다른 성분으로 되어 버리기 때문에 너무 적어도 안 된다.

맛을 통한 구별법을 소개하자면 키토산은 무미무취, 수용성 키토산은 쓴맛, 키토산 올리고당은 무미무취, 키틴 올리고당은 단맛이 난다. '분자량 2,000 이하'라고 하는 상품도 있지만 먹어보면 쓴맛이 나므로 주의가 필요하고, 분자량 2,000~6,000 전후가 흡수에는 최적이라고 할 수 있다.

이러한 조건을 충족시키는 것이 일본생물화학이 판매하고 있는 No.1 수용성 키토산인 '키토산키쿠'다. 기존의 수용성 키토산을 훨씬 뛰어넘는 최고의 체내 흡수율로 지금까지는 볼 수 없었던 건강식품으로서의 높은 기능성을 자랑하고 있다.

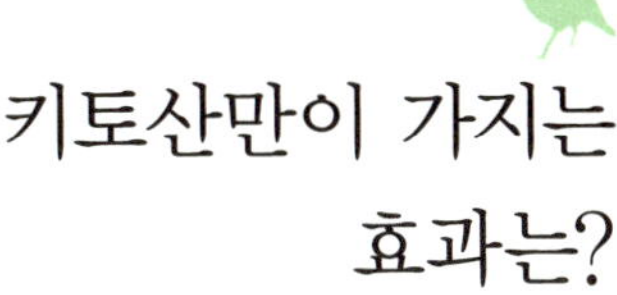

키토산만이 가지는
효과는?

키토산에는 세포의 활성화 및 노화방지, 콜레스테롤의 흡수 억제, 암 억제 및 전이 억제, 간 기능 강화, 당뇨병 개선 등 다양한 기능이 있지만, 다른 건강식품에서는 볼 수 없는 키토산만의 기능이 있다. 무언가 잡을 것이 생기면 바로 둘러싸고 결합해버리는 것을 의미하는 '킬레이트 작용'이 그것이다. 이 작용은 체내에 들어와도 다른 물질과는 다른 특징적인 작용을 하는 것으로 밝혀졌다.

예를 들어 키토산에는 인체에 해를 주는 노폐물과 중금속, 방사성 물질, 독소 등을 효율적으로 흡수·제거하는 기능이 있다. 쥐를 사용한 실험에서도 키토산을 첨가한 먹이를 주면 설령 방사성 물질을 경구 투여해도 불과 하루가 지나면 90% 가까이 변과 함께 배설되는 것이 확인되었다.

키토산의 암 억제 작용도 킬레이트 작용이 깊게 관계되어 있는 것으로 생각된다. 키토산에는 암세포를 죽이는 기능은 없지만 키토산으로 암세포의 증식을 막을 수 있는 것은, 키토산이 암세포를 둘러싸도록 해 그 움직임을 억제하기 때문인 것으로 추측된다.

게다가 항암제 등은 암세포를 공격하는 것뿐만 아니라 정상적인 세포까지 피해를 줄 우려가 있지만, 원래 암세포를 죽이는 기능이 없는 키토산은 정상적인 세포에도 상처를 입히지 않는다. 즉 키토산을 사용하면 부작용을 일으키지 않고 암 진행을 억제할 수 있는 것이다.

또 키토산의 킬레이트 작용은 건강식품 분야뿐만 아니라 화학과 공업, 농업, 어업 등 폭 넓은 분야에서도 이용되고 있다. 앞으로 연구가 더욱 진행되면 키토산의 활용도가 넓어질 것으로 예상된다.

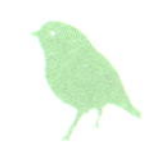

수용성 키토산으로
면역력을
높일 수 있는가?

키토산의 기능 중에서 킬레이트 작용과 함께 예전부터 주목받고 있는 작용 중 하나가 면역력 향상 기능이다.

면역이라고 하는 것은 몸을 지키는 조직을 의미한다. 체내에 병의 원인이 되는 병원체가 침입하면 그것을 공격하거나 제거하는데 우리 몸속에서 그 중심적인 역할을 하는 것이 백혈구이다. 우리 몸을 병으로부터 지켜주는 세포가 백혈구로, 대식세포와 그것이 진화해 생기는 과립구와 림프구가 있다. 과립구는 주로 세균처리를 담당하고 림프구는 주로 항체를 이용한 면역 반응에 따라 바이러스와 같은 작은 항원의 처리를 담당함으로써 병원체가 체내에 침입하는 것을 방지하고 있다.

대식세포는 혈액 속을 흘러다니면서 면역 시스템 속에서 지구대원과 같은 기능을 하고 조직 내부에 들어온 이물질(병원체 등)을 발견하면 과립구로 변화해 그것을 먹는다. 또 대식세포는 체내에 들어온 이물질이 유해한 것으로 판단되면 그 정보를 림프구의 보조T세포에 전달하는 역할도 하고 있다.

정보를 받은 보조 T세포는 곧바로 B림프구에 연락해 항체의 생성에 임한다. 이렇게 만들어진 항체는 혈액 중으로 보내져 이물질을 발견해내 그것에 달라붙어 공격을 가한다. 이것으로 대부분의 이물질은 퇴치할 수 있지만 때로는 강력한 바이러스 등이 이 면역 영역을 돌파해 조직 내부로 침입하는 경우가 있다.

이러한 때에 등장하는 것이 킬러 T세포라고 하는 보다 강력한 공격 세포이다. 이것은 끝까지 바이러스를 쫓아 바이러스가 침입한 세포 자체를 파괴해 버린다. 게다가 림프구 중에는 NK세포라고 하는 단독으로 이물질에 대해 공격을 가하는 세포가 있다. 보조 T세포의 사령계통과는 별개로 활동하며 외부의 적을 발견하면 어디까지나 쫓아가 강력한 무기로 공격하는 세포이다.

이처럼 우리들 몸에는 세균과 바이러스 등의 외부적으로부터 몸을 지키는 시스템이 겹겹이 갖춰져 있다. 게다가 이러한 면역 시스템은 외부 적뿐만 아니라 자기 세포가 변이해 이상 증식하는 암세포까지도 죽이는 능력을 가지고 있다. 특히 면역 시스템 중에서도 대식세포와 NK세포는 암세포를 공격함에 있어 없어서는 안 되는 세포들이다.

우리 몸은 약 60조 개의 세포로 구성되어 있다. 이들 세포 하나 하나에 수명이 있으며 하루에 5,000억 개 이상의 세포가 죽고, 동시에 같은 수만큼의 세포가 새롭게 생겨난다. 이러한 세포의 교체를 일반적으로 신진대사라고 하는데, 그 과정에서 세포가 갑자기 변이를 일으키는 것도 드문 일은 아니며 실제로 건강한 사람이라고 하더라도 그 수가 하루에 5,000~6,000개에 이른다고 한다. 즉, 아무리 건강한 사람이라도 항상 암의 싹이 몸 어딘가에서 발생하고 있다는 것이다.

다만, 그렇다고 해서 모든 사람에게 암이 발병하는 것은 아니다. 면역 시스템이 정상적으로 작동한다면 면역 세포가 암세포를 이물질이라고 인식해 퇴치해주기 때문이다.

| 수용성 키토산은 면역 세포를 활성화시킨다 |

우리 몸에 있는 면역 시스템은 병의 원인이 되는 병원체가 체내에 침입하는 것을 막아주는 것뿐만 아니라 암과 같은 병에 대해서도 그 싹을 죽이고 세포가 암화 되는 것을 막아준다. 바꾸어 말하자면 면역 시스템이 정상적으로 작용하지 않게 되면 우리 몸은 병에 걸리기 쉽게 되고, 암의 싹이 암세포화 되어 결국 증식을 되풀이하게 된다. 따라서 암을 포함해 병에 강한 몸을 만들기 위해서는 항상 면역 시스템이 정상적으로 작용하도록 하는 것이 중요하다.

면역 시스템 중에서도 대식세포와 과립구, 림프구와 같은 세포군이 중요한 역할을 하는 만큼, 몸의 면역력을 향상시키기 위해서는 이들 면역 세포를 활성화시켜야 한다.

키토산에는 이러한 면역 세포를 활성화하는 기능이 있는 것으로 알려져 있다.

우리들의 건강 유지에 필수적인 기능 중 하나로 '호메오스타시스'라고 하는 항상성을 유지하는 기능이 있다. 쉽게 말하자면 '생체를 좋은 리듬으로 일정 상태 유지하려고 하는 기능'인데, 이 생체 리듬과 몸의 건강 상태와는 밀접한 관계가 있다. 그러나 이것이 스트레스 등 무언가의 원인으로 미쳐버리는 경우가 있는데 그러면 병에 걸리기 쉬워진다. 키토산에는 그것을 정상적인 리듬으로 조절하는 기능이 있는 것으로 알려져 있다.

예를 들어 면역 시스템에서 중심적인 역할을 하는 과립구와 림프구라고 하는 면역 세포군은 자율신경계의 지배를 받아 체내에 분포하고 또 비율도 조절된다. 그러나 교감신경과 부교감신경으로 이루어진 자율신경계의 균형이 한쪽으로 치우치게 되면 면역 세포의 분포도 이상하게 되고 몸의 면역력도 저하되는 것이다. 과로 등 무리가 계속되면 교감신경이 우위에 서게 되고 과립구가 증가하게 되면서 본래 몸을 지키기 위한 면역 세포가 점막이나 조직의 장해까지 일으키게 된다.

이러한 경우에도 키토산에는 교감신경을 누르고 부교감신경을 높이는 기능이 있어 우리 몸을 스트레스로부터 지켜준다. 또 체내의 혈액과 림프액의 pH는 통상 7, 8로 유지되고 있지만, 키토산은 산성에 가까운 것을 정상적으로 돌려주거나 남성 호르몬과 여성 호르몬의 내분비계도 조절한다.

그 결과 생체 기능 균형은 항상 잡혀있고 체세포뿐만 아니라 면역 세포도 활성화되어 몸의 면역력도 향상되는 것이다. 체내 흡수

율이 높은 수용성 키토산은 이러한 키토산이 가지는 면역력 향상
작용에 있어서도 놀라운 힘을 발휘한다.

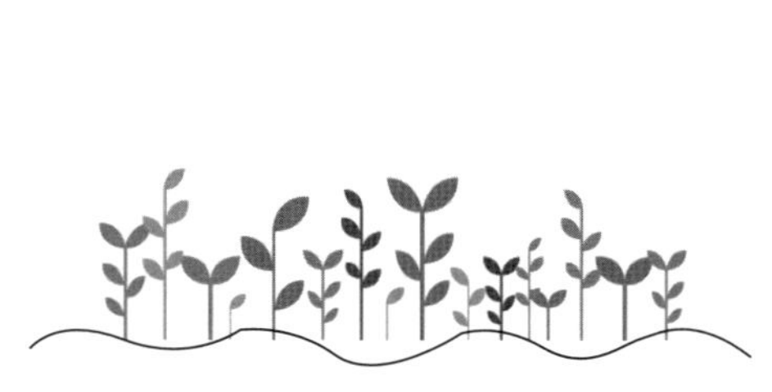

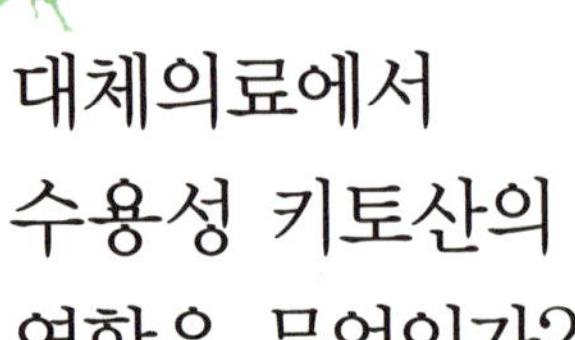

대체의료에서
수용성 키토산의
역할은 무엇인가?

화학물질이 아닌 천연물질이기에 가능한 기능이 있다

현대병이라고 하는 난치성병이 증가하고 있는 가운데 의사는 화학물질에만 의존해서는 환자의 신뢰를 얻을 수 없다. 미국 등에서는 이미 다양한 대체의료가 의료 현장에서 활용되고 있지만 특히 대체의료를 바꿀 수 있는 것으로 주목되고 있는 것이 키토산이다.

현대의학을 사용해도 생활습관병의 대부분은 완치하기 힘든 것이 사실이다. 그러나 수용성 키토산에는 인체의 면역 시스템과 깊은 관계가 있는 NK세포와 대식세포 등을 활성화하는 기능이 있다. 수용성 키토산을 섭취함으로써 자연치유력을 높일 수 있고 감기 등에도 걸리지 않게 된다. 또 암에 대해서도 암세포를 불활성화하거나 전이를 억제하는 기능이 있는 것으로 알려져 있다. 실제로 암이 사라졌다거나 암에 걸렸지만 전이되지 않고 치료했다는 사례가 너무나도 많다.

암세포는 1g 정도의 크기가 되어야 비로소 뢴트겐으로 확인할 수 있다. 체내에 암의 싹이 발생해 그 크기가 될 때까지는 10년 정도의 세월이 걸린다고 한다. 게다가 암이 발견되어 그것을 수술로 절제한다고 해도 그 주변에 있는 암의 싹까지 제거할 수는 없는 노릇이다.

그러나 암의 씨앗이 암세포화 되기 전에 수용성 키토산이 모두 제거해준다면 암을 근본적으로 고칠 수 있다. 또 설령 암에 걸렸다고 해도 키토산의 면역력 향상 작용에 의해 진행을 최소한으로 막을 수 있다. 게다가 항암제에는 강한 부작용을 동반하는 것과 암의 전이를 억제하는 효과가 없다는 점을 생각해보면 수용성 키토산은 이상적인 천연물질이라고 할 수 있겠다.

결국 앞으로는 의사에게만 의존할 것이 아니라 환자 자신도 스스로의 건강에 대해 큰 관심을 가지고 스스로 공부하고 판단하지 않으면 안 되는 시대가 올 것이다. 이러한 의미로 보아도 대체의료가 주목을 모으고 있는 가운데 앞으로 수용성 키토산의 역할은 점점 커질 것으로 보인다.

■ 참고 문헌

『병원에서 알려주지 않는 암 치료』, 마군(馬軍) 저, 버들미디어.

『암을 다스리는 기적의 치유법』, 카와키 나리카즈 저, 가림출판사.

『내가 암이라면 이 의사에게 간다』, 에비하라 사토시 저, 소학관.

『최후의 바이오매스 키틴 키토산』, 키틴 키토산 연구회 편저, 지보당.

『키틴 키토산 실험 매뉴얼』, 키틴 키토산 연구회 편저, 지보당.

『키틴 키토산의 매디컬 응용』, 기후네 고지 저, 지보당.

『키틴 키토산 이야기』, 야부키 미노루 저, 지보당.

『키틴 키토산의 기초와 약리』, 오쿠다 히로미치 저, 약국신문사.

『키틴 키토산은 왜 성인병에 좋은가』, 아사오카 고지 저, 현대서림.

『만 명의 의사가 사용하기 시작한 건강 회복 물질 '키틴 키토산'』, 아사오카 고지 저, 현대서림.

『게 껍데기 파워 건강법』, 마츠나가 료 저, 광제당.

『키토산의 경이』, 이마무라 히로나오 편저, 일동서원.

『수용성 키토산이란 무엇인가』, 게이 세헤이 저, 캠퍼스 시네마.

『키틴 키토산 건강 독본. 건강의과학 NO.2』, 동양 의학사.

- Suzuki S et al : chitin an chitosan, The japanese society of chitin and chitosan, 210-212, Toiiori Univ. (1982)
- Suzuki K et al : Microbiol Immunol 28, 903-912 (1984)
- Suzuki K et al : Carcohydr Res 151, 403-408 (1986)
- Tokoro A et al : Chem pharm Bull 36,784-790 (1988)
- Tsukada K et al : Jap J Cancer Res 83, 259-265 (1990)
- Tokoro A et al : Microbiol Immunol 33, 357-367 (1989)
- Kobayashi M et al : Microbiol Immunol 34,413-426 (1990)
- Murata J et al : Cencer Res 51,22-26 (1991)

일본 의사가 증언하는
암 치유 방법

초판 1쇄 인쇄 2012년 7월 10일

지은이 이시다 요시타카
감수자 나카키하라 카즈히로
옮긴이 백혜린
발행인 김재홍
기획편집 이현주, 이은주, 권다원
마케팅 이연실

발행처 도서출판 지식공감
등록번호 제396-2012-000018호
주소 경기도 고양시 일산동구 견달산로225번길 112
전화 031-901-9300
팩스 031-902-0089
홈페이지 www.bookdaum.com
전자우편 book@bookdaum.com

가격 13,000원
ISBN 978-89-97955-05-3 13510

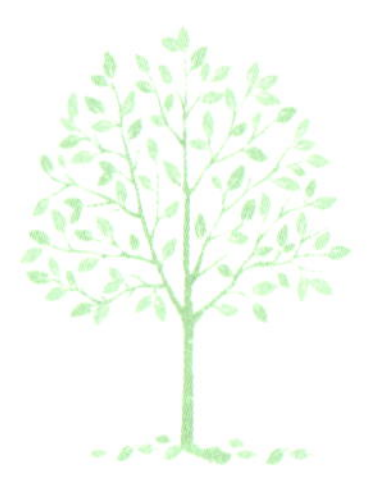